重庆市教育委员会科学技术研究项目（KJQN202000436）

餐桌上的
免疫加油站

吕晓华　孔　粼　王　舟　主编

主编：吕晓华　孔　粼　王　舟
编委（以姓氏拼音顺序排序）：
　　冯　越（重庆医科大学附属儿童医院）
　　孔　粼（重庆医科大学附属儿童医院）
　　吕晓华（四川大学）
　　吕晓燕（重庆市疾病预防控制中心）
　　马晓菊（成都中医药大学）
　　宋　怡（四川省医学科学院·四川省人民医院）
　　王　舟（深圳市疾病预防控制中心）
　　须文柳（成都市龙泉驿区疾病预防控制中心）
　　姚迎春（四川大学华西医院）
　　于　爽（天津市和平区疾病预防控制中心）
　　张泽宇（西南医科大学附属医院）
　　周　让（成都市第一人民医院）
　　朱佳妮（云南省第一人民医院

插图：祝晓玲

U0251395

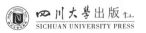

四川大学出版社
SICHUAN UNIVERSITY PRESS

项目策划：李天燕
责任编辑：许　奕
责任校对：谢　瑞
封面设计：胜翔设计
责任印制：王　炜

图书在版编目（CIP）数据

餐桌上的免疫加油站 / 吕晓华，孔粼，王舟主编
. — 成都：四川大学出版社，2021.7
ISBN 978-7-5690-4794-3

Ⅰ．①餐… Ⅱ．①吕… ②孔… ③王… Ⅲ．①饮食营
养学－基本知识 Ⅳ．① R155.1

中国版本图书馆 CIP 数据核字（2021）第 130634 号

书　名	餐桌上的免疫加油站
	CANZHUOSHANG DE MIANYI JIAYOUZHAN
主　　编	吕晓华　孔　粼　王　舟
出　　版	四川大学出版社
地　　址	成都市一环路南一段 24 号（610065）
发　　行	四川大学出版社
书　　号	ISBN 978-7-5690-4794-3
印前制作	四川胜翔数码印务设计有限公司
印　　刷	四川盛图彩色印刷有限公司
成品尺寸	148mm×210mm
印　　张	3.75
字　　数	88 千字
版　　次	2021 年 7 月第 1 版
印　　次	2021 年 8 月第 2 次印刷
定　　价	39.00 元

四川大学出版社
微信公众号

写在前面的话

宇宙中充满了神奇的东西，耐心地等待着我们变得更睿智。

——艾登·菲尔伯茨《阴影过隙》

环顾四周，我们目光所及之处，潜藏着无数"坏家伙"，门把手上、电脑键盘上、手机屏幕上、卫生间洗脸池里、床单枕头上……到处都有它们的身影。它们伺机进入我们温暖的身体中，与我们分享可口的食物。这些致病微生物引起的疾病距我们只有一步之遥。你也许会觉得，世界如此凶险，我们平安无事真是个奇迹。

没错，这的确是个奇迹。这个奇迹的出现全靠精彩绝伦、错综复杂、偶尔也会招惹麻烦的免疫系统。平日里，免疫系统好像默默无闻的巡逻兵，一刻不停地监视着体内的动静。只有身体出了乱子时，我们才会注意到它在悄悄工作着。

人类90%以上的疾病与免疫系统失调有关，在过去很长一段时间里，人们致力于药物的研发，希望用药物预防和治疗疾病，但事与愿违。科学家逐渐发现，化学药物的使用通常只能激活免疫系统中的某种成分，却无法替代免疫系统的复杂功能，而且还有可能产生有损健康的副作用——破坏免疫系统的平衡。

一个人生不生病、是否健康长寿取决于自身免疫力是否完善。唯有最优化自身免疫力，才能将健康掌握在自己的手中。提升免疫力的不二法门：吃好、睡好、戒烟限酒、适量运动、保持心理平衡和接种疫苗。

营养与免疫系统的关系密不可分。研究已证实，营养不合理会使免疫功能失调，导致各种疾病；均衡营养可以优化免疫系统的功能，使免疫系统全面有效地运作，使人体免受各种致病微生物的侵袭。营养免疫的焦点就在于如何适当地滋养身体，以维持免疫系统的最佳状态，进而使我们更强健。如果我们从日常饮食入手加以改善，免疫系统将为我们筑起一道维护健康的铜墙铁壁。

CONTENTS 目　录

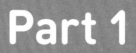

Part 1

免疫力，不得不说的那些事儿

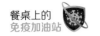

 免疫力是个啥?

免疫系统具有重要的防御机制，帮助维持机体的稳定与健康。人体内时时发生的免疫反应如同两军交战。敌军是病原体，如入侵的细菌、病毒等。我军就是免疫系统。免疫系统过于弱小，不足以杀死病原体，人就会生病；但如果免疫系统过于兴奋，就会忙中出错，误伤友军，伤害到自己。所以，免疫系统需要保持高度警惕但不慌乱的适宜状态，这叫免疫适宜。

免疫系统是由免疫细胞、免疫器官、免疫分子组成的复杂的功能网络系统，负责清除体内垃圾（如凋亡细胞）、叛徒（如肿瘤细胞）、外敌（如病毒和细菌），维持着人体的内环境稳定。在清除体内垃圾、叛徒、外敌的过程中，网络中各种分子和细胞互相协同和制约，维持人体健康。

来认识一下人体的免疫系统吧。

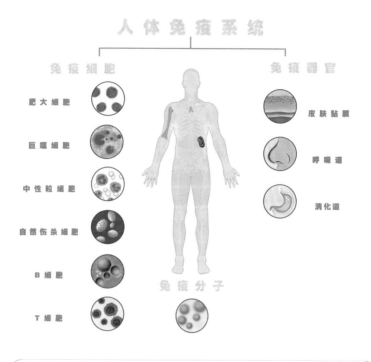

● 免疫细胞

　　免疫细胞包括肥大细胞、巨噬细胞、中性粒细胞、自然杀伤细胞（NK细胞）、B细胞和T细胞等。免疫细胞在体内的分布与分工具有重要的战略意义。

　　肥大细胞　　是守卫机体门户的"哨兵"细胞，主要分布在皮肤、黏膜下组织和血管壁周围等微生物进入机体所必经的通道。它们识别微生物特有的各种危险信号，随后释放胞质颗粒中的炎症因子，召集各种免疫细胞至被侵犯组织部位，启动炎症反应过程。

　　巨噬细胞　　是分布于全身各种组织的"常驻边防部队"，具有

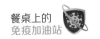

较强的吞噬和杀伤能力，是阻止微生物入侵的重要防线。

中性粒细胞 占外周血白细胞总数的2/3，是不停随血液循环巡逻的"野战部队"，能够在免疫分子的趋化下穿出血管壁，迅速抵达发生感染的部位，执行吞噬和消化微生物的任务。它的寿命仅有几天，又被称作免疫系统的"敢死队"。

自然杀伤细胞（NK细胞） 是机体重要的免疫细胞，不仅与抗肿瘤、抗病毒感染和免疫调节有关，而且在某些情况下参与超敏反应和自身免疫系统疾病的发生。

B细胞和T细胞 是免疫系统的"现代化军队"。人体内的淋巴细胞总数与脑细胞或肝细胞的数量相当。它们以淋巴结为"驻扎营地"，在血液和淋巴系统之间不停循环。T细胞和B细胞引发的免疫应答（反应）可以分为细胞免疫和体液免疫。

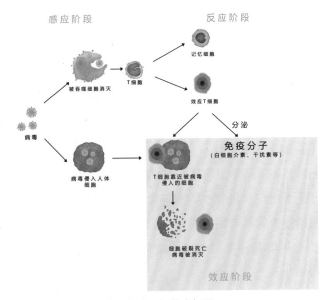

细胞免疫的过程

T细胞分为CD4 T细胞和CD8 T细胞两大类。CD4 T细胞为辅助性T细胞，是免疫应答的"指挥官"，可以发号施令。CD8 T细胞为杀伤性T细胞，能直接杀伤被病原体感染的宿主细胞，清除病原体在体内的"加工厂"和"避风港"。

B细胞通过受体识别抗原被活化后，可增殖并分化为浆细胞。浆细胞分泌的抗体（又称为免疫球蛋白）与病原体结合之后，可以阻止病原体继续感染其他细胞，激活具有酶活性的蛋白质补体直接杀伤病原体，通过抗体分子Fc段与吞噬细胞结合，使抗原抗体复合物被捕捉和清除。

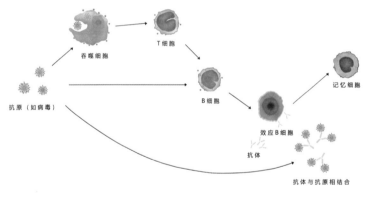

体液免疫的过程

免疫器官

胸腺 胸腺是免疫系统"陆海空各军"的训练厂。T是胸腺的英文缩写，T细胞形成于胸腺，它的主要功能是吞噬外来侵袭物。

骨髓 骨髓是位于骨髓腔和稀松骨质网眼中的一种海绵状

组织，骨髓是主要的造血器官，"免疫战士"白细胞就在这里造就。

淋巴结　淋巴结是一个拥有数十亿白细胞的"小型战场"。身体某个部位发生炎症时，该部位附近的淋巴结会肿大，意味着这些部位增加了"兵力"与病原体作战。

脾脏　脾脏在胚胎早期是一个造血器官，人出生后，脾脏只产生淋巴细胞。它承担过滤血液的职能，清除死亡的血细胞，吞噬病毒和细菌。它还能激活B细胞使其产生大量的抗体。

扁桃体　扁桃体是人体的天然屏障，对经口鼻进入人体的入侵者保持高度警戒。

盲肠　盲肠帮助B细胞成熟以及生产抗体（IgA），它也扮演着"交通指挥员"的角色，指挥白细胞前往身体各个部位。盲肠还能"通知"白细胞在消化道内存在入侵者。在协助局部免疫的同时，盲肠还帮助控制抗体的过度免疫反应。

皮肤和黏膜　皮肤能阻挡病原体进入人体，只有当皮肤破损时，病原体才能入侵。黏膜的机械性阻挡作用不如皮肤，但黏膜有很多附件和分泌液，可以把停留在黏膜表面的病原体赶出体外。皮肤和黏膜能分泌多种杀菌抑菌物质，比如皮肤的汗腺分泌的乳酸不利于细菌生长，皮脂腺分泌的脂肪酸有杀菌作用，不同部位的黏膜腺体能分泌溶菌酶、胃酸、蛋白酶等杀菌物质。

 ## 2　免疫系统如何保卫人体健康？

免疫系统很复杂，其承担的工作也很重要。首先，免疫系统保护我们不受外来病原体的侵害。比如有一种非常微小的细菌渗入你的身体，企图钻进你的血液或者五脏六腑，在那里安营扎寨、大快朵颐、繁衍生息。清除这些细菌就属于免疫系统的工作范围了。其次，免疫系统主要的任务不是应对有毒物质，而是应对活的生物类物质，比如细菌、寄生虫和病毒（以及它们释放的物质）。除此之外，免疫系统也会识别和消灭体内的癌细胞。最后，免疫系统可以准确区分不同的敌人并做出针对性的反应。虽然免疫系统的敌人被笼统地称为病原体（Pathogens，原意为"疾病的始作俑者"），但病原体与病原体之间的差别可能很大。如细菌是一种微小的、独立的单细胞原核生物体；病毒根本没有细胞结构，就是一团包裹在蛋白质外壳内的核酸，为了"做大做强"，它们必须进入宿主细胞，从内部挟持，迫使宿主细胞成为一个生产病毒的工厂；而人体自身的癌变细胞，失去了自我控制力，野蛮增殖，任其发展下去，就会形成肿瘤。免疫系统不会用一成不变的方式应对出现在身体不同部位的不同病原体。

免疫系统能够记住曾经遇到的病原体，并把它们的信息一一备案，如果下次再遇到，就可以快速反应了。同时，它需要准备好对付一些从未遇见过的入侵者。另外，它还需随病原体的变化而不断完善自身，为了让身体能承受得起，它还不能添太大的麻烦，但是每一次遇见入侵者它又要快速做出免疫应答，因为病原体往往都复制得特别快。

免疫系统也不完美。有时，它应付不了病原体，我们就会生病；有时，它自己运行出错或者过度反应，我们就会患上所谓的自身免疫系统疾病。

随着生活水平的提高，全球范围内代谢性疾病的发生率居高不下，如肥胖、2型糖尿病、动脉粥样硬化、非酒精性脂肪肝，这些疾病通常同时存在。近年来的研究发现，代谢综合征与炎症有着密切的关系，在代谢综合征的发生发展过程中，有大量炎性分子参与。2006年国外学者首次提出了"代谢性炎症"的概念。代谢性炎症是由营养和能量过剩引起代谢紊乱诱导的慢性低强度炎症。与经典炎症"红、肿、热、痛"的特点不同，代谢性炎症是由代谢性因素介导的炎症，长期维持在亚急性水平，因此也被称作"冷炎症"。传统的炎症反应作用强烈而短暂，病原体被消除后立刻终止反应；而代谢性因素诱导的低强度炎症反应长时间存在，造成相应组织隐匿而渐进的损伤，从而引发多种疾病。

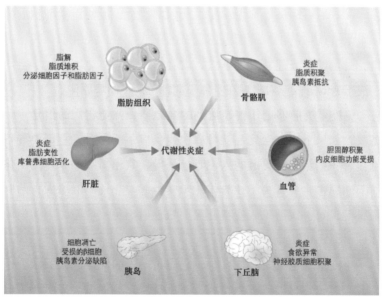

图片来源：张小雨，高源，齐云. 代谢性炎症在代谢综合征中的作用[J]. 生命科学，2021，33（1）：15-25。

人们在描述免疫系统的工作时，常常说：身体是一个战场，成群结队的细菌野蛮闯入，遇到免疫系统的顽强阻击。这场免疫大战包括情报战、反情报战、信息战等，而不仅仅是战场上的肉搏厮杀。

免疫分为特异性免疫和非特异性免疫。特异性免疫是后天获得的，通过接种疫苗或接触病原微生物获得特定的免疫力。非特异性免疫则是生来就有的，由基因决定。

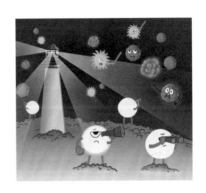

非特异性免疫为基础防线。特异性免疫具有记忆的特点。两者相互协作，为机体提供有效的防护。

有的放矢的特异性免疫

人类认识特异性免疫从天花开始。从古埃及时期开始天花肆虐。人们逐渐发现，不仅大难不死的天花病人不会再得天花，而且一些接触过天花病人的人也不会得天花。人们把天花病人结的痂剥下来，干燥后碾成粉末，吹到未患天花的人的鼻子里，结果这些人真的不得天花了。经过数百年的探索，天花疫苗终于诞生了，人

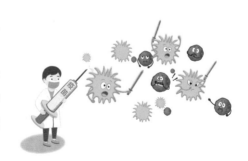

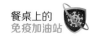

们最终消灭了天花。

现在人类已经能够生产各种疫苗，预防多种传染病，如百白破三联疫苗可以预防百日咳、白喉、破伤风，乙肝疫苗可以预防乙型病毒性肝炎，等等。

无处不在的非特异性免疫

非特异性免疫由三大防线构成。

第一道防线：机械阻挡，如皮肤和黏膜，负责阻挡外界细菌、病毒等病原微生物进入人体。

第二道防线：吞噬细胞，它们存在于血液和各种组织中，吞噬、消灭进入人体的病原微生物。

第三道防线：血液、组织液和各种分泌液中存在的多种抗微生物物质，比如唾液中的溶菌酶可以溶解进入口腔的细菌，人体细胞被病毒侵染后可以产生干扰素杀死病毒。

非特异性免疫是特异性免疫的基础，特异性免疫和非特异性免疫相辅相成，共同维护人体健康。以病毒为例，如果某种病毒从呼吸道或消化道进入人体，呼吸道或消化道黏膜首先对其进行拦截。要是没拦住，病毒进入血液或组织，吞噬细胞会吃掉或破坏它。若仍没把它消灭掉，病毒进入淋巴结、脾脏，在病毒的刺激下，这里的T细胞变成致敏T细胞，B细胞产生抗体，继续与病毒作斗争。如果以后这种病毒再次入侵，T细胞会变成更多具有识别功能的致敏T细胞，B细胞也会产生更多抗体，使消灭病毒的战斗力更强。这就是免疫系统捍卫健康的机制。

3 吃出最优免疫力

免疫要适宜，除了基因、分娩方式、生活方式、环境，还有一个重要的后天因素——营养。好好吃饭，就是提高免疫力的关键。营养与药物不同。如果把身体比作房子，生病相当于房子着火，药物起着消防队的作用，直接灭火，而营养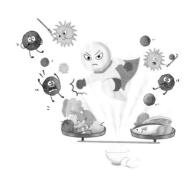更像施工队，起强化房屋的作用。所以，药物的疗效往往立竿见影，而补充营养是一个循序渐进的过程，提高免疫力要从每天吃好三顿饭做起。

最优免疫力，这样吃出来

◎ 足量饮水没毛病

虽然喝热水不能预防新冠肺炎，但是作为重要防线的黏膜离不开水。新冠病毒入侵时，呼吸道黏膜上的纤毛向咽喉部摆动，可以把一部分混有病毒、尘埃、细菌的黏液排出体外。而气管黏膜上的纤毛摆动，需要水作为润滑剂。黏液层的厚度及黏着程度，也与水密切相关。黏膜上益生菌菌群的稳态也需要水来维护。可以说，水是维持黏膜细胞正常生理生化反应的基础。

足量饮水，每天至少饮8杯水，少量多次。水杯随时在手，没

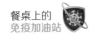
事喝上几口。

◎ 顿顿都有蛋白质

蛋白质是细胞更新、修复所必需的营养素，免疫分子由蛋白质构成，所以蛋白质在免疫系统中发挥着重要作用。优质蛋白质对免疫细胞的活力也非常重要，如果蛋白质摄入不足，能量摄入太少（低于1200千卡），可能出现蛋白质–能量营养不良，直接影响机体的自我修复与免疫力，使人难以保持健康。

* 优质蛋白质的来源：鱼、虾、瘦肉（瘦猪肉、瘦牛肉、瘦羊肉、鸡肉等），每天150～200克。

* 坚持每天一个鸡蛋、一盒奶，大豆制品（豆腐、腐竹、豆干和豆浆）必须有。

* 在平时的基础上适当增加蛋白质的摄入量。

◎ 重视补充维生素和微量元素

许多维生素和微量元素都与免疫应答息息相关，虽然需要量很少，但缺乏会导致机体免疫力下降。例如：维生素A有助于保持呼吸道上皮的健康，抵御病毒感染；维生素C有助于抗体合成；锌可以保证白细胞正常发挥作用；硒有利于自然杀伤细胞发挥功能。经常摄入动物内脏、奶类、新鲜的深色蔬果、海产品、坚果、菌菇类等，可以保证维生素和微量元素的摄入量。如果从食物中摄入不足，也可以补充复合微量营养素制剂。

◎ 在营养师的指导下适当补充维生素D、ω-3脂肪酸（如鱼油）、调节肠道免疫功能的膳食纤维，以及复合维生素和矿物质制剂

能量和（或）营养素摄入不合理可能引起营养不良或营养过剩，从而影响人体的正常免疫功能。身高、体重、体质指数是评

价人体营养状况的基础指标。近年来，身体成分分析的使用日益广泛，可以准确反映身体的组成（肌肉、脂肪、去脂组织、骨矿物质、水分），在个性化营养管理中发挥重要作用。

根据体脂百分比划分身体成分等级见表1-1。

表1-1　根据体脂百分比划分身体成分等级（%）

性别	年龄（岁）	体脂过少	非常好	很好	正常	体脂较多	体脂过多
男	≤19	<3	12.0	12.1~17.0	17.1~22.0	22.1~27.0	≥27.1
	20~29	<3	13.0	13.1~18.0	18.1~23.0	23.1~28.0	≥28.1
	30~39	<3	14.0	14.1~19.0	19.1~24.0	24.1~29.0	≥29.1
	40~49	<3	15.0	15.1~20.0	20.1~25.0	25.1~30.0	≥30.1
	≥50	<3	16.0	16.1~21.0	21.1~26.0	26.1~31.0	≥31.1
女	≤19	<12	17.0	17.1~22.0	22.1~27.0	27.1~32.0	≥32.1
	20~29	<12	18.0	18.1~23.0	23.1~28.0	28.1~33.0	≥33.1
	30~39	<12	19.0	19.1~24.0	24.1~29.0	29.1~34.0	≥34.1
	40~49	<12	20.0	20.1~25.0	25.1~30.0	30.1~35.0	≥35.1
	≥50	<12	21.0	21.1~26.0	26.1~31.0	31.1~36.0	≥36.1

足量饮水是前提，五谷杂粮做主食。

顿顿优质蛋白质，深色蔬果不能离。

酸奶坚果做零食，酌情营养补充剂。

均衡营养牢牢记，吃出最优免疫力。

人体营养检测分析仪

概述

人体营养检测分析仪是软硬件一体化设计，集全面的人体成分测量、智能的数据分析能为一体。为婴幼儿童提供个性化精准的膳食指导方案，对预防和减少儿童营养不良具有卓越的效果，运应用独特方法。

适用范围

适用人群：3-18岁人群
适用科室：营养科、儿科、体检中心、疾控中心等

产品功能

生长发育评估
营养膳食综合评估
儿童营养风险筛查
睡眠调理等与指导
个性化营养指导
疾病康复治疗
手机平台需要监测

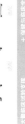

数据实时传输
互联互通

产品优势

数据碎片化 + 检测智能化 + 国家人性化 + 评估精准化 + 指导个性化

技术参数

生物电阻抗分析法	通过多个不同频率分别测出不同部分
电极方法	8点接触式电极
测量方法	节段多频生物电阻抗测量法
人体成分计算方法	不使用经验值计算

婴幼儿营养检测分析仪

概述

婴幼儿营养检测分析仪能够精准的测量白质、无机盐、肌肉量等人体成分数据，同时结合合体格检查，健康管理等辅助可靠的数据变持，做出科学的评断，为婴幼儿提供个性化精准的膳食指导方案。

适用范围

适用科室：新生儿科、营养科、儿科、儿童保健科等

产品特点

个性化精准营养指导
营养疾病治疗方案

+ 六大临床试验支持
+ 保障与临床全方位给养

生长发育测评功能

检测婴幼儿体成分，并精测婴幼儿体成分、身高、头围等数据，评估其发育状况。

对接实验室检查系统

可对接部分实验室检查系统，自动抓取婴幼儿检查数据。

个性化精准营养指导

综合各项检查数据及指标，为婴幼儿提供个性化精准的营养指导方案，如婴幼儿膳食指南、早产儿喂养指导等。

技术参数

生物电阻抗分析法	通过多个不同频率分别进行多个站点抗测量
电极方法	贴片式电极
测量方法	节段多频生物电阻抗测量法
人体成分分析法	不使用经验值计算

图片由江苏雷奥生物科技有限公司提供。

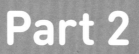

Part 2

骁勇善战的营养素免疫部队

免疫尖刀——蛋白质

提到免疫力，首先得说说蛋白质这个英勇的免疫斗士。

近年来，越来越多的人成为素食者。美国的健康管理教练
Nicole Carter坚持了10多年的严格素食，出现关节疼痛、焦虑抑
郁、激素分泌异常、消化系统损伤、念珠菌过度生长等健康问
题，免疫系统近乎崩溃。直到恢复动物性饮食后，其所有症状才
逐渐好转，最终完全康复。

究其原因，是长期素食导致蛋白质缺乏。素食主义看似健康，
却会损害人体免疫系统，很多免疫性疾病都与纯植物性饮食有关。
国家卫生健康委员会发布的《新型冠状病毒感染的肺炎防治营养
膳食指导》和中国营养学会发布的《新冠肺炎防控期间营养膳食指
导》都指出，应该保证充足的优质蛋白质的摄入，以增强免疫力。

● 蛋白质，很重要

蛋白质，英文Protein，来源于希腊语，意思是"第一"或"最
重要的"。"非常重要"的蛋白质并非浪得虚名，一切生命的产
生、存在和死亡都与蛋白质有关。蛋白质是一切细胞组织的物质

基础。没有蛋白质，就没有生命。恩格斯在《反杜林论》中指出："生命是蛋白质的存在方式，这个存在方式的基本因素在于和它周围的外部自然界不断地进行新陈代谢，而且这种新陈代谢一停止，生命就随之停止，结果便是蛋白质的分解。"

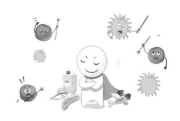

蛋白质，促健康

　　蛋白质占人体干重的75%，维持身体组织器官的生长、更新和修补，作为酶催化体内的新陈代谢反应，也可以变身为激素如胰岛素、生长激素、甲状腺素等调节人体代谢，还可以维持体液平衡以及正常的味觉、视觉和记忆等。最重要的是，蛋白质与免疫系统和免疫防御功能有着十分密切的关系。蛋白质是人体免疫防御功能的物质基础，直接参与构成人体的三道免疫防线。阻挡和清扫异物的皮肤和黏膜，产生抗体抵抗抗原的免疫细胞，溶解、吞噬病原体的杀菌物质，无不与蛋白质有关。因此，蛋白质质量低劣或摄入不足都会使机体免疫力下降。研究发现，低蛋白饮食者的免疫力比高蛋白饮食者差，低蛋白饮食者呼吸道感染的发病率和死亡率增加。在动物实验中，吃蛋白质含量为2%的低蛋白饲料的小鼠比吃蛋白质含量为18%的高蛋白饲料的小鼠更容易发生严重感染。

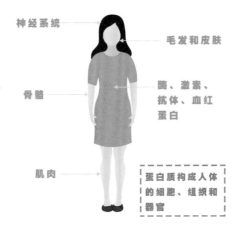

神经系统

毛发和皮肤

骨骼

酶、激素、
抗体、血红
蛋白

肌肉

蛋白质构成人体
的细胞、组织和
器官

　　蛋白质缺乏往往与能量缺乏同时存在，被称为蛋白质-能量营养不良。早在1945年，国外学者就发现蛋白质-能量营养不良会引起免疫器官胸腺的不可逆的严重萎缩；蛋白质-能量营养不良患者的免疫细胞数目减少，而在营养状况得到改善后，在临床症状消失之前，免疫细胞数量即可显著增加；另外，人体在与细菌、病毒等病原体作斗争的过程中，如果蛋白质缺乏，则人体不容易产生抗体，即使注射疫苗，生成抗体的速度及数量也会受到影响，容易导致感染的发生，而反复感染又增加蛋白质的消耗，令蛋白质缺乏更加严重，形成感染和蛋白质缺乏之间的恶性循环。

蛋白质，在哪里？

　　富含蛋白质的食物包括动物性食物和植物性食物，如畜禽肉类、水产品、蛋类、奶类、大豆及制品、谷类、坚果等。

　　一般来说，动物性食物的蛋白质含量比植物性食物高，植物性蛋白质往往缺乏各种必需氨基酸（如谷蛋白缺乏赖氨酸，大豆蛋白缺乏蛋氨酸）。动物性蛋白质比植物性蛋白质更易被人体消化吸收。

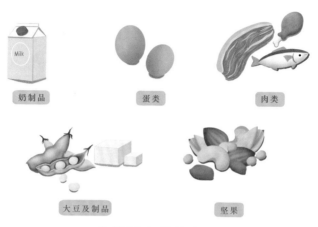

奶制品　　　　　　蛋类　　　　　　肉类

大豆及制品　　　　　坚果

优质蛋白质的来源

健康小贴士

留心包装食品的过敏原信息标示。

有些食物蛋白质是潜在的过敏原，包装食品的食品配料表或食品标签上的过敏原信息标示很重要，有食物过敏史的消费者应特别注意。如果配料表中含有下列食品及其制品，在邻近配料表的位置会标注"含有……""可能含有……""此生产线也加工含有……的食品"

* 　含有麸质的谷物及其制品（如小麦、黑麦、大麦、燕麦、斯佩尔特小麦或它们的杂交品系）。

* 　甲壳纲类动物及其制品（如虾、蟹等）。

* 　鱼类及其制品。

* 　蛋类及其制品。

* 花生及其制品。
* 大豆及其制品（如大豆、豌豆、蚕豆等）。
* 乳及乳制品（包括乳糖）（如牛奶、山羊奶等）。
* 坚果及其果仁类制品（如杏仁、核桃、榛子、腰果等）。

蛋白质，怎么吃？

单一食物（尤其是植物性食物）的蛋白质中一种或几种必需氨基酸含量较低，会影响其他必需氨基酸的利用，造成食物蛋白质营养价值降低。因此，提倡多种含蛋白质的食物混合食用，以取长补短，提高蛋白质的营养价值。在日常饮食中，记住三个原则：

* 搭配的食物种类越多越好，比如腊八粥。
* 食物的生物学种属越远越好，比如东北乱炖。
* 食用时间越近越好，最好同时食用。

蛋白质，吃多少？

中国营养学会建议，健康成年人蛋白质推荐摄入量为1.0~1.2克/千克体重，成年男性每天蛋白质的推荐摄入量为65克，成年女性为55克。其中优质蛋白质应占1/3以上，最好能达到1/2。特殊人群如儿童、孕妇或乳母，以及消耗性疾病患者，可以适当增加蛋白质的摄入量，比如在新冠病毒感染者的治疗过程中，每天蛋白质的摄入量可以达到2克/千克体重。把蛋白质平均分配到一日三餐中，更加有利于蛋白质的利用。如果食物蛋白质摄入难以达到身体需要，可以在临床营养师的指导下，额外补充乳清蛋白、乳铁蛋白等营养补充制剂。

　　健康小贴士

　　如果只吃蛋白质，不吃碳水化合物，蛋白质会被作为能源燃烧掉。只有当碳水化合物供应充足时，人体才能更好地利用蛋白质来发挥免疫作用。因此，补充蛋白质，主食来帮助。

 免疫后勤部队——脂肪

　　一提起脂肪，你能联想到什么？肥肉、肥胖、三高？的确，近年来，随着生活水平的提高，我国居民脂肪的摄入量随之升高。脂肪是高能量物质，摄入过多易导致超重或肥胖，肥胖者易患高血压、高血脂、动脉硬化、糖尿病及胆道疾病。流行病学调查表明，高脂肪膳食与肠癌、乳腺癌等的发病率也有一定关系。但是，脂肪也是人体必需的营养素，摄入脂肪的种类和数量与人体健康有密切关系。脂肪也有优劣之分。优质脂肪是免疫系统的后勤保障部队，因此，国家卫生健康委员会发布的《新型冠状病毒感染的肺炎防治营养膳食指导》和中国营养学会发布的《新冠肺炎防控期间营养膳食指导》建议，增加优质脂肪的摄入，特别是富含单不饱和脂肪酸的植物油，脂肪供能占比应达到25%～30%。

　　脂肪，分清好与坏

　　在营养学上，我们用脂类这个名称。脂类包括脂肪和类脂两大类。请注意：脂类和脂肪是有区别的。脂类包括脂肪。由于日常饮食和人体内的脂类绝大部分是中性脂肪，大约占95%，所以经常用脂肪一词代替脂类。脂肪可以为人体供给能量，胖人不怕冷是因为脂肪保温隔热，脂肪对内脏、肌肉、关节也有缓冲保护作用。类脂包括磷脂、固醇类、脂蛋白等，约占全身脂类总量的5%，是细胞膜、组织器官，尤其是神经组织的重要组成成分。脂类也是膳食中重要的营养素，烹调时赋予食物特殊的色、香、味，增进食欲，促进维生素A、维生素E等脂溶性维生素的吸收和利用，对维持人体健康发挥着重要作用。

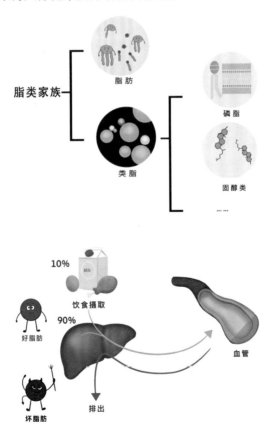

决定脂肪是敌是友的关键，是构成脂肪的脂肪酸。按饱和程度，脂肪酸可分为饱和脂肪酸和不饱和脂肪酸。

饱和脂肪酸多存在于动物脂肪（鱼油除外）及乳脂中，如牛油、猪油、奶油等，摄入过多会增加肥胖、心血管疾病等的患病风险，被称为"坏脂肪"。少数植物油如椰子油、可可油、棕榈油也富含饱和脂肪酸。食品标签上的棕榈酸、硬脂酸、月桂酸、豆蔻酸等都属于饱和脂肪酸。单不饱和脂肪酸并不是人体必需的，但对健康有益。植物油中，橄榄油、山茶油的油酸含量接近80%。相比其他动物性食物，禽肉类单不饱和脂肪酸含量相对较高。多不饱和脂肪酸是人体必需脂肪酸，只能从食物中摄取，可以调节血脂、促进胎儿大脑发育，被称为"好脂肪"，主要来自植物油、深海鱼及坚果。

生产氢化油或油脂高温加热过程中，部分不饱和脂肪酸空间结构发生变化而生成反式脂肪酸。氢化油耐高温，稳定性好，存放时间长，具有诱人的风味和口感而被广泛用于油炸食品、快

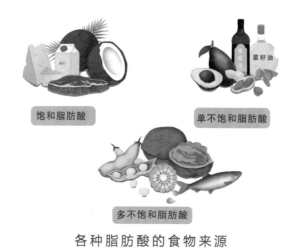

饱和脂肪酸　　　　　　　单不饱和脂肪酸

多不饱和脂肪酸

各种脂肪酸的食物来源

餐、糕点等食物。反式脂肪酸对健康不利，过量摄入容易导致肥胖、心血管疾病、糖尿病、癌症、大脑功能衰退，影响儿童的生长发育。代可可脂、氢化植物油、植脂末、人造奶油、起酥油中含有较多反式脂肪酸。

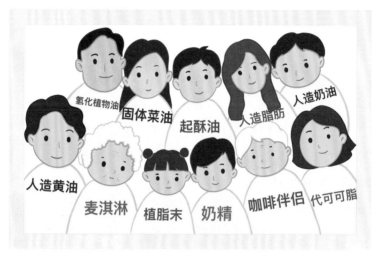

反式脂肪酸全家福

健康小贴士

读懂食品标签上的反式脂肪酸。

每天摄入的反式脂肪酸不应超过总能量的1%，相当于不超过2克。食品安全国家标准《预包装食品标签通则》要求，食品中使用了反式脂肪酸就必须标注含量，如果含量低于0.3%，可以标注为"0"。这个"0"可不是不含反式脂肪酸的意思哦。

增强免疫力，脂肪来保驾

脂肪作为免疫系统的后勤保障部队，承担着多种任务。脂肪可以直接为免疫细胞提供能量，同时有效避免蛋白质作为能源被消耗，使蛋白质发挥"免疫尖刀"的作用。脂肪酸也是免疫细胞膜磷脂的重要组成成分。脂肪还可以维持完整的体液免疫反应。

◎ 促进脂溶性维生素的吸收

脂肪可以促进维生素A、维生素D、维生素E的吸收，间接提高免疫力。

◎ 改善肺功能

肺泡表面活性物质是维持肺功能的重要物质，由90%的磷脂和10%的蛋白质组成，其中60%的磷脂含有饱和脂肪酸。因此，脂肪间接参与了肺的通气功能，维持肺容量的

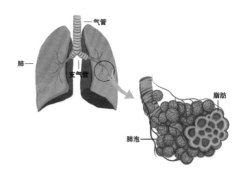

稳定。同时，脂肪可减少二氧化碳的生成和潴留，从而改善肺功能，有利于呼吸功能障碍患者的恢复。

◎ 减轻炎症反应

碳水化合物摄入过多会导致机体炎症反应，而脂肪对血糖影响较小，炎症反应轻。所以，对于呼吸功能障碍患者，适当提高脂肪供能比例是提高免疫力、改善症状的好办法。

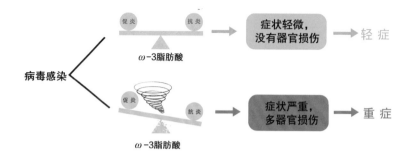

脂肪与炎症风暴

◎ 胆固醇与免疫识别

对免疫系统来说，面对不断变化的病原体，它既要随时准备迎战，又不能消耗人体太多的资源；既要顾全大局，不能把所有

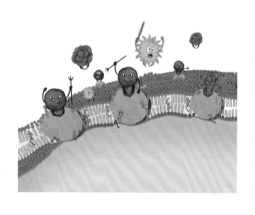

外来生物都当作敌人，又要精准打击，不放过任何潜在的敌人。所以最大的难点不是战斗，而是精准识别。免疫细胞白细胞膜上的胆固醇参与构成识别异物的细胞膜位点，在免疫大战中功不可没。

◎ 食用油那些事儿

食用油可分为动物油和植物油两大类。动物油主要有猪油、牛油、奶油及鱼油等。植物油主要有花生油、大豆油、菜籽油、芝麻油、玉米油等。大豆、花生、油菜籽、棉籽和葵花籽是我国常见的五大油料作物，一般人们将这五大油料作物加工的植物油称为"大宗食用油"。《中国居民膳食指南（2016）》中，成年人每日食用油推荐量为25～30克（约为3汤匙）。

● 动物油 vs 植物油

　　近年来，媒体大力宣传多吃植物油，少吃动物油。许多消费者也认为吃动物油易引发肥胖、冠心病、糖尿病等慢性病，而植物油能抑制动脉血栓的形成，预防心肌梗死。因此有些人长期食用植物油，完全拒绝动物油。其实，这种做法是错误的。

　　动物油含饱和脂肪酸和胆固醇较多，过多食用易引起高血压、动脉硬化、冠心病、高脂血症及脑血管意外，对人体不利。但另一方面，动物油能促进脂溶性维生素A、维生素D、维生素E、维生素K的吸收。动物油所含的胆固醇是人体组织细胞的重要成分，是合成胆汁及某些激素的重要原料，不可或缺。动物油中还有不少其他有益健康的成分，大可不必谈"荤"色变。相反，植物油中的多不饱和脂肪酸在人体内容易氧化，如果抗氧化物质摄入不足，就可能生成过氧化脂质，引起心脑血管疾病，甚至诱发肿瘤。市场上常见的"植物奶油"或"植物黄油"是大豆油经高温人工加氢的产品，口感和烹调效果类似黄油，脂肪酸比例也类似黄油。尽管不含胆固醇，却含有不利于心脏健康的反式脂肪酸，营养价值较黄油更低，不宜经常食用。

　　任何食用油过量食用都会令人发胖，增加患慢性病的风险。不同的植物油所含的脂肪酸种类和数量不同，比如，棕榈油虽然是植物油，其中的饱和脂肪酸却比猪油还多，鱼油虽然来自动物，但脂肪酸的不饱和程度却比花生油还高。所以，不能用"植物"和"动物"来区分食用油质量的优劣。

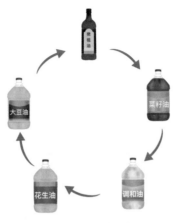

食用油，换着吃！

烹调时咋用油？

温度往往是决定菜肴营养和口味的主要因素，根据炒菜时的温度选择不同的食用油，能让菜肴的营养价值及美味更上一层楼。

（1）选择密闭性好、热传导功能佳的炊具。食用油在烹调过程中除了有增加菜肴香味的作用，还具有很好的热传导功能，所以高温烹制或食材难熟的菜肴需要放入较多的油。选择密闭性极佳、热传导功能好的炊具，可以利用余热将食物烤熟，大大减少油的用量。

（2）适用于高温油炸的"高温食用油"有棕榈油、猪油、牛油、黄油、植物黄油、调和油等。

（3）适合在日常煎炒烹饪过程中使用的"中温食用油"有菜籽油、花生油、葵花籽油等。其实橄榄油也属于此类，可在做汤时加入少许，这样既不会破坏橄榄油的营养成分，还能起到调味作用。

（4）不适合在中高温烹饪中使用的"低温食用油"有大豆油、红花油、小麦胚芽油、亚麻籽油等。这类油脂含有丰富的多不饱和脂肪酸，在高温下容易被氧化成有害物质。因此适合凉拌蔬菜、调制沙拉、淋在汤中或在炒菜出锅前加入少许。除此之外，清炒等低温烹饪方式也可考虑使用这类油脂。

 3 免疫战斗机——维生素家族

维生素家族中的很多成员对于维持正常免疫功能必不可少。让我们来看看吧!

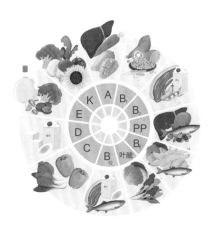

维生素A——抗感染能手

病毒通常首先到达呼吸道，这是它们生长扩散的好地方。但人类的细胞也不是"吃素的"，不是随便什么东西想来就来。人

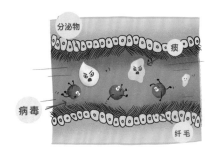

体呼吸道表面的黏膜上有很多纤毛，正常情况下，它们左右摇摆，做清扫运动，可及时清除呼吸道内的灰尘、分泌物和病原体。

在受凉、环境干燥、过度疲劳等情况下，呼吸道纤毛运动减弱，使全身或呼吸道局部防御功能降低，原已存在于上呼吸道或从外界侵入的病毒或细菌可迅速繁殖，引起疾病。维生素A是维持呼吸道上皮细胞正常分化的重要营养素。

◎ 维生素A的前世今生

维生素A是最早被发现的维生素。1928年，Green和Mellandy报道维生素A可以增强机体的抗炎反应，并把维生素A称为抗感染维生素。随着时间的推移，越来越多的证据表明，维生素A可以增强机体的免疫功能，增强对多种传染病的防御能力。1999年，世界卫生组织（WHO）推荐免疫接种的同时补充维生素A，能有效预防儿童传染病。世界各国针对维生素A缺乏实施了维生素A的补充干预措施，结果表明：

补充维生素A可以使麻疹的死亡率降低50%，腹泻的死亡率降低40%，儿童因疾病引起的死亡风险降低25%～35%。

补充维生素A可以降低儿童患慢性腹泻、传染病（如麻疹）的风险，同时可以减少住院时间和医疗服务成本。

补充维生素A可以增强孕妇抗感染的能力，同时预防贫血的发生。

补充维生素A可以提高免疫接种的成功率，减少出生缺陷。

更多的研究正在进行中……

◎ 维生素A是如何增强免疫力的?

维生素A参与上皮和黏膜组织的形成。

维生素A除了维持视觉功能,还可以维持人体上皮细胞的正常分化,特别是呼吸道上皮细胞和消化道上皮细胞。上皮细胞排列在生物体的内外表面,是抵御病原体入侵的重要防线。维生素A帮助细胞形成正常的形态并完成必要的分化,帮助形成完整的呼吸道和消化道黏膜层。维生素A促进黏液素分泌,改善这些上皮组织的非特异性免疫功能,比如,维生素A改善了口腔黏膜的机械防御,增强了肠黏膜的完整性,维持了尿道上皮细胞的形态和数量。

有人测定了反复呼吸道感染儿童的血清维生素A水平,发现大约70%患儿的血清维生素A水平低于正常儿童。人体缺乏维生素A可使呼吸道上皮组织结构受损,分化不良,发生角化,导致防御能力下降,病毒和细菌乘虚而入,从而增加了感染的风险,而反复感染又增加了维生素A的消耗,使体内维生素A更加缺乏,由此形成恶性循环。

维生素A对免疫系统的影响如下。

研究表明,重要的免疫器官需要一定浓度的维生素A来维持正常功能。维生素A存在于胸腺中,参与调节胸腺功能。维生素A参与了骨髓稳态的调控,增加骨髓、脾脏和外周血中髓样细胞的数量。维生素A缺乏时,儿童体内免疫球蛋白水平下降,容易发生感染;同时,细胞免疫也大大削弱,因此感染性疾病反复发生。

◎ 维生素A的补充剂量

关于维生素A的补充剂量,目前国际上采取定期大剂量补充法，即每4～6个月补充一次，针对不同年龄，给予不同的剂量。在有条件的地区，建议采取小剂量口服法（每日或每周补充），其安全性和依从性更高，是值得推荐的维生素A补充方法。

对于维生素A缺乏的人群，维生素A补充剂量可以参考世界卫生组织、联合国儿童基金会、国际维生素A顾问组共同制定的《维生素A补充干预方案》（表2-1）。

表2-1　预防与治疗性维生素A大剂量补充建议 [单位：国际单位（IU）]

人群	治疗剂量	预防剂量	频率
<6月龄	50000	50000	在10、14、16周龄接种时，以及脊髓灰质炎疫苗接种时
6～11月龄	100000	100000	每4～6个月一次
>1岁	200000	200000	每4～6个月一次
妇女	200000	400000	产后6周内

一般人群可以参考中国营养学会的建议。成人维生素A每日推荐摄入量：男性为800微克视黄醇当量，女性为700微克视黄醇当量。视力要求高、夜间及弱光下工作、皮肤和黏膜经常受刺激者，维生素A的需要量较高。1微克视黄醇当量=0.3 IU。

◎ 维生素A的安全性

人们对维生素A的安全性存在疑虑，担心持续每日补充会引起中毒。关于这一点，《儿科学》《中国居民膳食营养素参考摄入量（2013版）》《维生素A补充干预方案》均有明确说明。

急性中毒：一次性摄入维生素A大于300000IU才可能发生急性中毒。

慢性中毒：每日摄入维生素A 50000～100000IU，连续摄入6个月以上，才可能发生慢性中毒。

维生素A用于儿童的安全性：维生素A摄入推荐剂量时不伴有严重的或长期不良反应。<6月龄婴儿一次性口服维生素A 50000IU，≥6月龄婴幼儿一次性口服维生素A 100000IU，1~6岁儿童每日口服维生素A 6000~10000IU是不会引起中毒的安全剂量。

维生素A最好的来源是各种动物肝脏、鱼肝油、鱼卵、全奶、奶油、禽蛋等。维生素A原的良好来源是深色蔬菜和水果，如冬寒菜、菠菜、苜蓿、空心菜、莴笋叶、芹菜叶、胡萝卜、豌豆苗、红心红薯、辣椒及水果中的芒果、杏等。

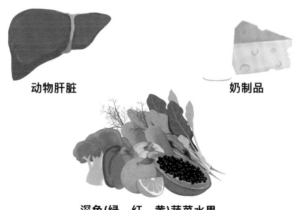

动物肝脏　　　　　　　　　　　奶制品

深色(绿、红、黄)蔬菜水果

除膳食来源，特殊人群或摄入不足的情况下，可以选择维生素A补充剂，但一定要注意使用剂量。

维生素A，今天你吃够了吗?

维生素D——免疫重武器

"补钙不忘补维D"的广告词家喻户晓。的确，维生素D可促进钙磷吸收，但维生素D的作用远不止这一点。

◎ 维生素D，免疫调节多面手

维生素D不仅是一种维生素，还是一种免疫调节激素，参与体内免疫调节，对细胞免疫有重要调节作用。此外，各种免疫细胞，如巨噬细胞、激活的T细胞及B细胞等的细胞核中有$1,25\text{-}(OH)_2$维生素D_3受体，维生素D与受体结合，影响基因表达，从而控制相应蛋白质的合成，发挥免疫调节作用。

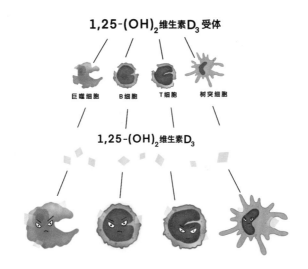

◎ 维生素D与自身免疫系统疾病

红斑狼疮、纤维肌痛、1型糖尿病、牛皮癣、类风湿性关节炎、慢性疲劳综合征，以及多发性硬化症等疾病是与维生素D不足有关的自身免疫系统疾病。维生素D能够有效控制免疫系统的过度反应，减少过敏和自身免疫系统疾病的发生。

◎ 维生素D与抗感染

维生素D与抗感染密切相关。研究表明，维生素D能够抑制多种病毒，如疱疹病毒、EB病毒、丙型肝炎病毒、埃博拉病毒、巨细胞病毒、艾滋病病毒（HIV）、登革热病毒、黄热病病毒、麻疹病毒、腮腺炎病毒、天花病毒等。同时维生素D可增强呼吸道抗感染能力，冬春季节补充维生素D对流感有预防作用。

◎ 母亲维生素D水平与新生儿的免疫力

维生素D在整个孕期参与胎儿的免疫系统发育，而且母亲维生素D水平与新生儿的免疫力相关。

◎ 你缺维生素D吗？

如果儿童有"X"或"O"形腿、囟门闭合延迟、出牙延迟等，可能是由于缺乏维生素D；孕妇、乳母、老年人若缺乏维生素D，可能出现骨质软化、骨质疏松，表现为腰背部疼痛、驼背、容易骨折，病情严重者会出现胸廓畸形，从而出现胸闷、气短、呼吸

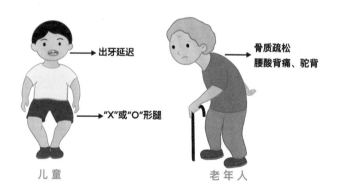

维生素D缺乏的症状

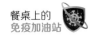

困难等症状。如果长期维生素D和钙吸收不足，会导致血清钙浓度降低，引起手足痉挛等。

《营养性佝偻病防治全球共识（2016版）》根据血清25(OH)D水平把儿童维生素D状况分为4个等级。

充足：血清25(OH)D为50 ~ 250nmol/L。

不足：血清25(OH)D为30 ~ 50nmol/L。

缺乏：血清25(OH)D ＜30nmol/L。

中毒：血清25(OH)D ＞250nmol/L。

针对成人，采用国际维生素D营养状况七级分类法。

严重维生素D缺乏：血清25(OH)D ＜12.5nmol/L。

中度维生素D缺乏：血清25(OH)D为12.5 ~ 25.0nmol/L。

轻度维生素D缺乏：血清25(OH)D为25 ~ 50nmol/L。

维生素D不足：血清25(OH)D为50 ~ 75nmol/L。

维生素D适宜：血清25(OH)D为75 ~ 250nmol/L。

维生素D过量：血清25(OH)D为250 ~ 375nmol/L。

维生素D中毒：血清25(OH)D为＞375nmol/L。

◎ 如何补充维生素D？

纯母乳喂养的婴儿每天应补充维生素D至少400IU。中国儿童、青少年、65岁以下成人的维生素D推荐量均为400IU，65岁以上人群为600IU。经常晒太阳是人体获得维生素D的最好途径，建议每天户外活动1 ~ 2小时，但注意不要暴晒。维生素D的食物来源十分有限，主要存在于海水鱼（如沙丁鱼）、动物肝脏、蛋黄、鱼肝油制剂中，如果不常吃这些食物，又缺乏户外活动，还是选择维生素D制剂吧。

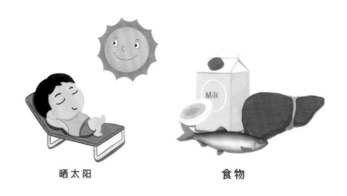

晒太阳　　　　　　　　　食物

维生素D的来源

维生素E——免疫守护者

人们对维生素E的抗氧化功效一定不陌生，在增强免疫力方面，维生素E的功劳也不小。

◎ 免疫系统的守护者

维生素E在一定浓度范围内能促进免疫器官的发育和免疫细胞的分化。在动物试验中，小鼠T细胞和B细胞的增殖能力与血浆维生素E水平存在明显关联。在人体中，维生素E对体液免疫有明显的促进作用。健康老年人每天服用200毫克维生素E可以增强乙肝疫苗和破伤风疫苗的抗体反应。高浓度的维生素E还可以增强细胞免疫反应，防止免疫细胞膜氧化损伤。维生素E与免疫细胞的吞噬功能有关，对肿瘤防治可能起到一定作用。

◎ 对抗呼吸道感染的"好帮手"

有些儿童经常发生呼吸道感染，尤其在冬季。反复呼吸道感染的患儿血清维生素A和维生素E水平通常比健康儿童低。这是因为维生素A和维生素E与免疫球蛋白A(IgA）具有相关性，所以孩子出现反复呼吸道感染时可考虑适当补充维生素E来改善患儿的免疫功能。

◎ 巧补维生素E

维生素E在植物的光合作用中合成，坚果、种子中含量多，建议每天吃一小把坚果（大约10克）。植物油是维生素E的主要来源，蛋类、绿叶蔬菜中也含有一定量的维生素E。

◎ 每天吃多少坚果?

《中国居民膳食指南（2016）》建议：平均每天吃10克左右坚果，相当于每天带壳葵花瓜子25克（约一把半），或者花生15~20克，或者核桃2~3个，或者板栗4~5个。首选原味坚果。

花生	葵花籽	开心果	松子	碧根果
双手一捧的一半	20~25g（约双手一捧）	20个	40个	3个

巴旦木	腰果	榛子	夏威夷果	核桃
约14颗	7~8颗	8个	4个	2~3个

维生素C——免疫生力军

新冠病毒汹汹来袭，相比洗热水澡、拍肺，维生素C在这场健康保卫战中更靠谱。不过切记：维生素C不能直接杀死恼人的病毒，它是通过协助免疫系统高效工作而发挥作用的。

◎ 维生素C夯实第一道防线

第一道防线皮肤和黏膜的细胞与细胞间以细胞间质相连接，细胞间质中有一种重要粘结成分叫胶原蛋白，维生素C参与胶原蛋白的合成，有利于细胞生长和伤口愈合。缺乏维生素C时，细胞连接障碍，表现为毛细血管脆性增加，黏膜下出血，皮肤和黏膜的正常功能受损，呼吸系统和消化系统的免疫力减弱，伤口和溃疡不易愈合，易造成细菌和病毒入侵。

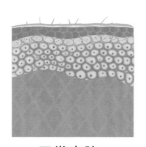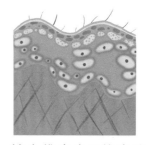

正常皮肤　　　　缺少维生素C的皮肤

◎ 维生素C助力"免疫四兄弟"

巡逻兵（吞噬细胞）　维生素C通过调节Th1细胞因子激活吞噬细胞中的巨噬细胞消灭病原体。另外，维生素C是抗氧化能手，可保护吞噬细胞的细胞膜，减少或避免吞噬细胞损伤，从而增强免疫力。

指挥官（T细胞）　从体内和体外细胞实验来看，维生素C通过促进T细胞增殖、成熟而增强免疫功能。

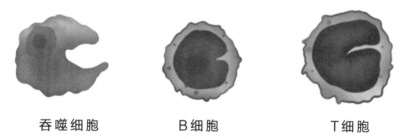

吞噬细胞　　　　　　B细胞　　　　　　　T细胞

GPS部队（B细胞）　维生素 C 通过自身的抗氧化作用，调节B 细胞内氧化还原状态，直接促进 B 细胞产生抗体。

维生素C通过作用于其他免疫细胞（树突状细胞）而间接影响B细胞。

GPS小信使（抗体）　抗体是一种能与抗原特异性结合的蛋白质。维生素C能促进抗体这种蛋白质的产生。

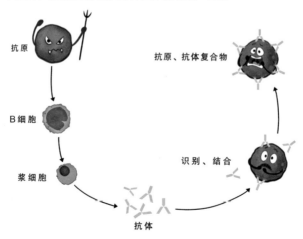

抗原

抗原、抗体复合物

B细胞

识别、结合

浆细胞

抗体

◎ 维生素C促进铁、锌吸收

微量元素铁和锌在人体的免疫大战中功不可没。维生素C能使食物中难以吸收的三价铁还原成二价铁，促进铁在肠道内的吸收。维生素C使血浆中转铁蛋白的三价铁还原成肝脏铁蛋白的二价铁，提高体内铁的利用率。维生素C同样也促进锌的吸收。

◎ 2块钱的维生素C和98块钱的维生素C，有啥区别？

准字号不同。

药准字号的维生素C长这样（如图）。

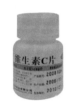

看清剂量防忽悠。维生素C的推荐摄入量是成人每天100毫克，每日可耐受最高摄入量是2000毫克。非常时期，除了食用新鲜蔬菜和水果，可以额外补维生素C。

 4 免疫精锐部队——微量元素

微量元素在人体中含量极少，很多微量元素在人体正常免疫反应中发挥重要作用，用"少而精"来形容这只精锐部队再恰当不过。

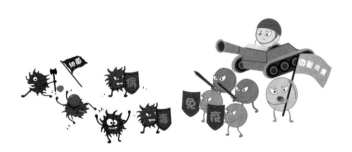

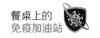

铜墙铁壁

铁是人体含量最多的必需微量元素，也是容易缺乏的微量元素。铁帮助运输氧气，维持正常的造血功能，与人体免疫功能也有着千丝万缕的联系。

◎ 铁，擦出免疫火花

（1）守护免疫大本营。

免疫器官包括胸腺、骨髓、淋巴结等，是整支免疫部队的作战指挥中心。铁元素维护人体免疫器官的正常结构和功能。铁缺乏会导致胸腺萎缩、功能减退，淋巴组织分化不良，免疫细胞的增殖能力和功能受到抑制，免疫器官的作战指挥能力受到影响。此时如果有致病细菌、病毒入侵，人体感染的概率就会大大增加。

（2）保卫免疫精兵强将。

免疫细胞作为参与免疫作战的精兵强将，使免疫系统具备识别、记忆并发起进攻的能力。充足的铁能够保证免疫细胞维持正常功能。铁缺乏时，T细胞减少，对病原体的杀伤能力明显减弱。

（3）保证免疫作战兵器。

免疫球蛋白（常被称作抗体）、细胞因子、补体等免疫分子是免疫细胞作战的兵器。铁缺乏导致免疫球蛋白合成障碍，抗体产生减少，干扰素、白细胞介素、肿瘤坏死因子等细胞因子分泌减少，使整个免疫作战陷入"巧妇难为无米之炊"的境地。

◎ 选对食物补足铁

人体摄入适量的铁元素才有助于维持正常的免疫功能。中国营养学会推荐铁的摄入量：成年男性每天12毫克，成年女性每天20毫克，孕妇、乳母铁摄入量应适当增加。动物血、肝脏、瘦肉等动物性食物含铁丰富，而且吸收率较高。某些植物性食物含铁也较丰富，如木耳、紫菜、芹菜、菠菜、苋菜等，但吸收率较低。因此，补铁以动物性食物为佳。

铁含量较高的食物见表2-2。

表2-2　铁含量较高的食物（毫克/100克）

食物	含量	食物	含量	食物	含量
荞麦（带皮）	10.1	黑木耳（干）	97.4	紫菜（干）	54.9
蛏子	33.6	鸭血	30.5	猪肝	22.6
河蚌	26.6	豆腐皮	13.9	芝麻酱	50.3
海参	13.2	虾米	11.0	蘑菇（干）	51.3
鸭肝	23.1	羊血	18.3	扁豆	19.2

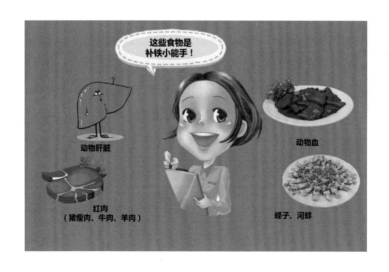

真锌镇疫

锌是人体含量位居第二的必需微量元素，大约60%存在于肌肉中。人体中有200多种含锌酶，参与蛋白质合成、体液免疫和细胞免疫过程，在免疫系统的发育、调节、稳定方面有重要作用。

◎ 锌，免疫系统的好伙伴

（1）免疫作战能力的助长剂。

免疫作战需要酶来催化和介导，锌扮演着组成和激活酶的角色。锌还能防止免疫细胞的氧化损伤。锌缺乏时，含锌的免疫作战酶的活性大大降低，免疫细胞作战能力下降。

（2）免疫作战能力的维稳剂。

锌控制着各种免疫因子的基因表达。锌摄入不足造成淋巴细胞各亚群之间不平衡，白细胞介素、干扰素等细胞因子合成减少以及自然杀伤细胞活性减弱。因此，锌在免疫战场上起着调节和维稳的作用，帮助筑牢免疫城墙，拒外来入侵者于人体之外。对于儿童来说，缺锌会导致胸腺萎缩、淋巴细胞减少，使其容易发生感染，伤口愈合缓慢，而补锌可以降低儿童发生急性呼吸道感染和腹泻的风险。老年人缺锌也会导致免疫力低下，补锌后可以恢复。

◎ 选对食物补足锌

适量摄入锌能增强机体免疫力，而盲目过量补锌可能影响免疫细胞活力，甚至造成锌中毒。中国营养学会推荐锌的摄入量：成年男性每天12.5毫克，成年女性每天7.5毫克；孕妇每天9.5毫克，乳母每天12毫克。扇贝、牡蛎等贝壳类海产品，红肉及动物内脏均是锌的良好来源，豆类、蛋类、小麦胚芽、花生、燕麦等也富含锌。锌含量较高的食物见表2-3。

表2-3　锌含量较高的食物（毫克/100克）

食物	含量	食物	含量	食物	含量
小麦胚粉	23.40	生蚝	71.20	扇贝	11.69
山核桃	12.59	蕨菜（脱水）	18.11	螺丝	10.27
松子	9.02	山羊肉	10.42	海蛎	47.05
口蘑	9.04	蛏子	13.63	蚌肉	8.50
火鸡腿	9.26	墨鱼(干)	10.02	鱿鱼(干)	11.24

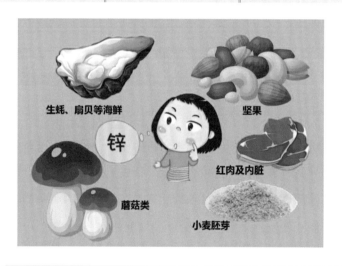

硒以为常

硒是人体必需的微量元素，在人体免疫细胞的集中地，如淋巴结、肝脏及脾脏等组织器官中的含量高。在具有免疫调节功能的各种营养素（如维生素C、维生素E、维生素A、锌、镁等）中，硒是目前已知的唯一与病毒感染有直接关系的营养素。

◎ 硒，免疫好帮手

（1）激活免疫作战队伍。

硒几乎存在于人体所有免疫细胞中，有保护胸腺、维持淋巴细胞活性和促进抗体合成的作用。补充适量硒可帮助机体提高免疫力，免受感冒、心血管疾病、肠胃道疾病、肝病、癌症等疾病的侵扰。

（2）抗氧化能手。

当外来病原体入侵时，免疫细胞会群起围攻，这时耗氧量比平时增加，产生一些过氧化物，伤害自身免疫细胞，造成免疫细胞"杀敌一千，自损八百"的局面。硒是抗氧化酶——谷胱甘肽过氧化物酶的重要组分，保护免疫精兵强将不受损伤，使免疫大军的实力得以保存。

◎ 选对食物补足硒

硒缺乏会危害健康，而硒过量也会引起头发、指甲脱落，神经系统异常，肢端麻木等中毒症状。因此，中国营养学会推荐成人膳食硒的摄入量为每天60微克。海产品和动物内脏是硒的良好食物来源，如海参、牡蛎、猪肾等。地表土壤层中硒的水平会影响食物的硒含量，所以，食物硒含量因地域而异，特别是植物性食物的硒含量受土壤中硒的水平影响较大。

硒含量较高的食物见表2-4。

表2-4　硒含量较高的食物（微克/100克）

食物	含量	食物	含量	食物	含量
魔芋精粉	350.15	猪肾	156.77	瘦牛肉	10.55
普中红蘑	91.70	珍珠白蘑（干）	78.52	干蘑菇	39.18
牡蛎	86.64	鸭肝	57.27	小麦胚粉	65.20
小黄花鱼	55.20	蘑菇（干）	39.18	带鱼	36.57
腰果	34.00	南瓜子	27.03	鸡蛋黄	27.01
鲜赤贝	57.35	猪肝	19.21	西瓜子	23.44
猪肉（肥瘦）	11.97	羊肉（肥瘦）	32.20	扁豆	32.00

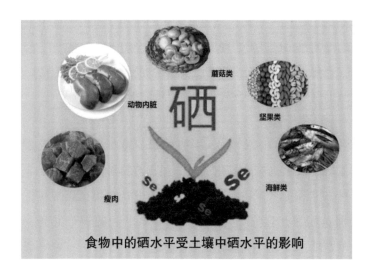

食物中的硒水平受土壤中硒水平的影响

5 免疫支援部队

免疫魔法师——植物化学物

为了提高人类免疫力，营养学家忙得不亦乐乎。在过去十几年，除了人们熟知的维生素、矿物质，营养学家把各种植物里的其他成分翻了个底朝天，还真发现了很多对人类健康有利的东西，称之为植物化学物。20世纪80年代以来，人们逐渐认识到多吃蔬菜和水果有益健康，大量流行病学调查结果亦证明，蔬菜和水果中的植物化学物具有预防慢性病的作用，目前膳食中植物化学物的保健作用已日臻明确。

植物化学物可以分为类胡萝卜素、酚类化合物、植物固醇、蛋白酶抑制剂、萜类、含硫化合物、植酸等。

◎ 类胡萝卜素

常见的类胡萝卜素有 β-胡萝卜素、番茄红素、玉米黄质、叶黄素等，大多具有抗氧化活性，还具有抗肿瘤和免疫调节等作用。叶黄素和玉米黄质能预防老年黄斑变性，维持正常视觉。深绿、深黄和深红色的蔬菜和水果如胡萝卜、菠菜、生菜、西兰花、哈密瓜、红薯、南瓜、木瓜、芒果等，含有丰富的 β-胡萝卜素。西红柿、西瓜、紫色葡萄、柚、杏等则含有较多番茄红素。

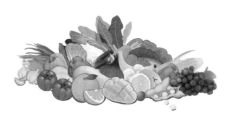

β-胡萝卜素与免疫关系的研究最多。最早人们

发现β-胡萝卜素可以增强动物的免疫力，大规模人群流行病学调查发现，那些吃较多富含类胡萝卜素蔬菜的人较少发生呼吸道感染，而且血液中炎性标志物含量较低。免疫力低下的老年人补充β-胡萝卜素后，原本减少的人体重要免疫细胞自然杀伤细胞可以恢复到正常水平。

◎ 酚类化合物

一提起茶多酚，人们都不陌生。酚类化合物的抗氧化作用十分突出，其还有抗肿瘤、抗血小板凝聚、免疫调节等作用。越橘、石榴、苹果、红葡萄、草莓、菠萝等水果以及花椰菜、菠菜、黄色洋葱、红椒、胡萝卜等蔬菜的酚类化合物含量较高。

第二次世界大战后，法国物资匮乏，于是把花生皮和花生仁包衣做成饲料喂饲牲畜，但农民都抱怨牲畜不喜欢吃这种饲料。研究发现，饲料难吃的原因是花生仁包衣中含有一种苦涩的物质，就是花青素。花青素属于酚类中的黄酮类化合物，水果、蔬菜、花卉五彩缤纷的颜色便与之有关。已知的花青素有20多种，食物中主要有6种。

人们知道花青素有保护视力的作用，其实花青素也有增强免疫力的作用。人每天摄入100克越橘（花青素含量很高的水果），机体的抗炎能力增强。深入研究证实了花青素在淋巴细胞转化、巨噬细胞增殖等过程中发挥作用。花青素广泛存在于深红色、紫色或蓝色的蔬菜和水果中，如蓝莓、桑葚、杨梅、黑加仑、李子、山楂、紫甘蓝、茄子、黑米、紫薯、黑豆、红豆等。

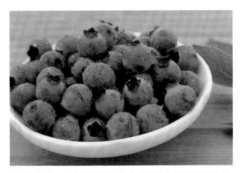

图片由成都雨瑞蓝果果农业科技有限公司提供。

◎ 含硫化合物

大蒜自汉朝引入中国，成为烹调中不可缺少的调味料。我国科学家的研究表明，进行大蒜的干预治疗，艾滋病患者的免疫力可以得到改善。最初推测是大蒜中的硒元素在发挥作用，但给艾滋病患者单纯补硒后，并未发现明显的免疫改善作用。最终，人们把目光锁定在大蒜中的植物化学物——具有抗菌、抗氧化、抗肿瘤、保护心血管和免疫调节等作用的含硫化合物。葱属蔬菜（大蒜、洋葱、大葱、小葱和韭菜等）含有的辛辣味物质，就是含硫化合物。大蒜类植物的结构受损时，蒜苷在蒜氨酸酶的作用下形成生物活性较强的大蒜素。切记：吃大蒜要切片吃或捣碎吃。

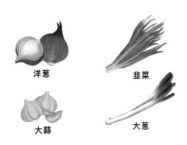

洋葱　　　　韭菜

大蒜　　　　大葱

十字花科蔬菜，如卷心菜、羽衣甘蓝、菜花、西兰花（绿菜花）、豆瓣菜（西洋菜）、紫油菜、芥菜、小萝卜、大头菜等，含有另一种含硫化合物——芥子油苷，它的降解产物具有典型的芥末、辣根和花椰菜的味道。在植物中的特殊酶——葡糖硫甙酶的作用下，植物组织的机械性损伤可将芥子油苷转变为有生物活性的物质，即异硫氰酸盐、硫氰酸盐和吲哚，其具有调节免疫功能的作用。所以，花菜也要掰碎了吃。

◎ 其他

还有一些植物化学物，比如植物固醇、皂苷等可以在一定程度上增加自然杀伤细胞的数量或活性。各种植物油、谷类、豆类、坚果中植物固醇含量高。植物固醇很难被人体吸收，而且还会抑制胆固醇的吸收。植物固醇有降低血胆固醇水平、防治前列腺肥大、抑制肿瘤生长、抑制乳腺增生和免疫调节等作用。豆类是皂苷最常见的来源。

● 免疫培训师——益生菌

定植在人体肠道的细菌，有一部分可以抑制病原菌的入侵，激活免疫功能，合成营养物质，这些一定数量的、能够对宿主健康产生有益作用的活的微生物就是益生菌。国内外对益生菌的健康效应研究主要集中在改善腹泻、便秘、肠炎、肝胆疾病症状方面。益生菌也有一定的预防感染的作用。这些作用都与益生菌的免疫功能相关。

益生菌如何发挥强大的免疫功能？

第一招：益生菌手拉着手、肩并着肩，在肠黏膜上皮修筑坚固的长城，阻挡肠腔内各种坏菌和有害物质入侵。

第二招：益生菌与病原菌争夺营养物质，病原菌不能轻易繁殖。益生菌还能分泌类似抗生素的物质杀死病原菌。

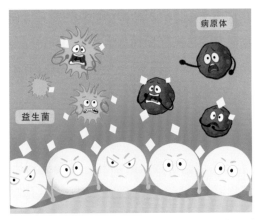

益生菌构筑长城、分泌抗菌物质杀死病原体

第三招：益生菌刺激肠道的免疫细胞，使它们活力大增，前往全身各处发挥免疫作用。益生菌是人体的免疫培训师，能训练肠壁固有层的T细胞和B细胞如何"使用武器""出动杀敌"。经过益生菌训练后，T细胞既可以及时杀灭病原体，又不会"摆乌龙"去进攻益生菌和肠道共生菌，还不会让人体对食物过敏。B细胞在益生菌的帮助下转变为浆细胞，并分泌大量分泌型免疫球蛋白A，将肠道中的大部分病原体包裹起来，令它们无法为非作歹。

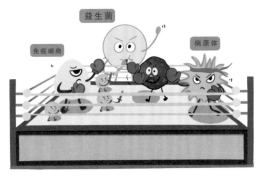

益生菌训练免疫细胞围剿病原体

我国可用于食品的菌种名单见表2-5。可用于婴幼儿食品的菌
种名单见表2-6。

表2-5　我国可用于食品的菌种名单（卫办监督发〔2010〕65号）

双歧杆菌属	青春双歧杆菌、动物双歧杆菌、两歧双歧杆菌、短双歧杆菌、婴儿双歧杆菌、长双歧杆菌
乳杆菌属	嗜酸乳杆菌、干酪乳杆菌、卷曲乳杆菌、保加利亚乳杆菌、德氏乳杆菌乳亚种、发酵乳杆菌、格氏乳杆菌、瑞士乳杆菌、约氏乳杆菌、副干酪乳杆菌、植物乳杆菌、罗伊氏乳杆菌、鼠李糖乳杆菌、唾液乳杆菌
链球菌属	嗜热链球菌

表2-6　可用于婴幼儿食品的菌种名单
（国家卫生健康委员会2020年第4号公告）

菌属	菌株	拉丁名
双歧杆菌属 *Bifidobacterium*	动物双歧杆菌Bb-12	*Bifidobacterium animalis Bb-12*
	乳双歧杆菌HN019或Bi-07	*Bifidobacterium lactis HN019 or Bi-07*
	短双歧杆菌M-16V	*Bifidobacterium breve M-16V*
	婴儿双歧杆菌R0033	*Bifidobacterium infantis R0033*
	两歧双歧杆菌R0071	*Bifidobacterium bifidum R0071*
乳杆菌属 *Lactobacillus*	*嗜酸乳杆菌NCFM	*Lactobacillus acidophilus NCFM*
	鼠李糖乳杆菌LGG或HN001	*Lactobacillus rhamnosus LGG or HN001*
	发酵乳杆菌CECT5716	*Lactobacillus fermentum CECT5716*
	罗伊氏乳杆菌DSM17938	*Lactobacillus reuteri DSM17938*
	瑞士乳杆菌R0052	*Lactobacillus helveticus R0052*

注：*仅限用于1岁以上幼儿的食品。

哪些益生菌对人体免疫有利？双歧杆菌和乳酸菌可以提高肠道免疫力，并使整个免疫系统功能更完善。我国公布了可用于食品的菌种名单和可用于婴幼儿食品的菌种名单。《益生菌儿科临床应用循证指南》指出，益生菌可以预防反复呼吸道感染、腹泻，推荐使用酪酸梭菌活菌散、酪酸梭菌二联活菌散、双歧杆菌三联活菌等。

如何保持身体中有足够数量的益生菌？

肠道益生菌健康成长需要吃饱喝足。益生菌的食物叫益生元，它是一类不能被消化的食物成分，但可以被肠道菌群发酵，刺激益生菌生长和繁殖。益生元被肠道菌群分解后产生的

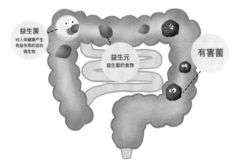

肠道小天地

短链脂肪酸可以抑制促炎细胞因子的产生，改善炎症性肠病的症状。益生元可以降低婴幼儿过敏性接触性皮炎的发生率。富含益生元的食物有全谷类（玉米、小麦、燕麦、高粱、荞麦等）、豆类（黄豆、黑豆、青豆、豌豆、红豆、绿豆）、薯类（马铃薯、红薯、山药、芋头）。蔬菜和水果中的膳食纤维、大豆中的低聚糖也具有益生元的性质，可以帮助益生菌大量繁殖。

近年来学术界对益生菌的研究较多，市场上的益生菌产品也令人眼花缭乱。怎样选择和使用益生菌产品呢？

不是每个人都需要补充益生菌或益生元。对于婴幼儿来讲，母乳是益生菌的最佳来源，母乳中含有双歧杆菌属、乳杆菌属、

肠球菌属，能够抑制婴幼儿肠道中病原微生物的生长，母乳中的寡聚糖还能促进益生菌的增殖。对于其他人群，一般做到合理膳食，就可以获得健康的肠道菌群。

益生菌仍在研究中，全球科学家有对益生菌在不同疾病中的应用还没有达成统一意见。因此，应该在医生或临床营养师的指导下合理选择和补充益生菌制剂。

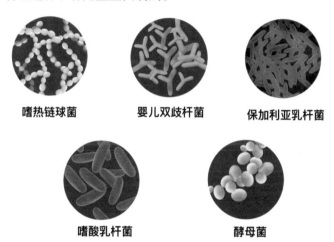

嗜热链球菌　　　婴儿双歧杆菌　　　保加利亚乳杆菌

嗜酸乳杆菌　　　酵母菌

◎ 益生菌使用小常识

（1）不要违背医嘱随意更换或增加益生菌。

某一菌株的治疗作用并不代表本属或本种益生菌都具有这一作用，不同菌株发挥作用所需剂量不同，甚至同一菌株针对不同疾病所需剂量可能也不同。目前尚无证据证明多种益生菌联合使用比单独使用一种益生菌临床疗效更好。

（2）小心抗生素杀死益生菌。

益生菌是活的微生物，应避免与抗生素同时服用。如果需同时应用抗生素，应加大益生菌剂量或错开服药时间，最好间隔

2～3小时。布拉酵母菌、酪酸梭菌和芽孢杆菌制剂对抗生素不敏感，可以与抗生素同时使用。

（3）排查过敏原。

部分益生菌辅料中含有牛奶成分，牛奶过敏者使用后会出现过敏症状。有的益生菌制剂含有麸质蛋白，可能会加重乳糜泻患者的病情，对麸质蛋白过敏者慎用。

（4）规范的益生菌产品的标识和说明包括以下内容。

菌种名（菌株代码：英文或英文字母+数字）。

规格：>1×10^{7}CFU/包。

使用方法：一次2包，一日3次（××年龄阶段）。

注意事项：溶解时水温不宜超过40℃，开袋后尽快服用，不能与抗生素同时服用，对某成分过敏者不能使用。

◎ 益生菌、益生元、合生元，傻傻分不清楚

益生菌是通过定植在人体内，调节人体肠道菌群内环境的一类有益的活性微生物，既能促进胃肠蠕动，也能缓解便秘，保持肠道健康。

益生元是能够促进体内益生菌生长繁殖，却不被人体消化吸收的物质，多是一些低聚糖。益生元是益生菌的优质食物，有了益生元，益生菌才能更好地在肠道茁壮成长，维护人体健康。

合生元是同时添加益生菌和益生元的制剂。

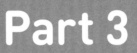

Part 3

日常饮食中的强力免疫食物

1 终身饮奶不断奶

　　奶制品含有丰富的钙、蛋白质等，具有很高的营养价值。在国家卫生健康委员会发布的《新型冠状病毒感染的肺炎防治营养膳食指导》和中国营养学会发布的《新冠肺炎防控期间营养膳食指导》中，奶制品是重点推荐食品，每天应摄入相当于液态奶300克的奶制品。纯牛奶、脱脂奶、低脂奶、配方奶、酸奶，总有一款适合您。

　　纯牛奶、酸奶、奶粉在营养价值上并没有太大差别，各具特点，可根据个人需要选择。乳糖不耐受的人应选用低乳糖奶或酸

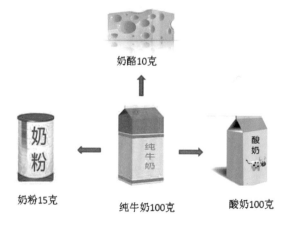

奶酪10克

奶粉15克　　　　纯牛奶100克　　　　酸奶100克

牛奶等乳糖含量少的产品。不同年龄段的人群可以选择不同的配方奶粉，如婴儿配方奶粉、学生奶粉、孕妇奶粉、中老年奶粉、低脂无糖奶粉、低脂高钙奶粉等。

巴氏消毒奶

超市出售的保质期较短的牛奶多为巴氏消毒奶。通用的巴氏消毒法主要有两种：一种是将牛奶加热到62～65℃，保温30分钟，采用这一方法，可以杀死牛奶中各种处于生长繁殖状态的致病菌；第二种方法是将牛奶加热到75～90℃，保温10~30秒，杀菌时间更短，效率更高。

经巴氏消毒法灭菌的牛奶，可能存在处于蛰伏状态、穿着厚厚盔甲的细菌，因此需全程在4～10℃冷藏，保质期一般在7天以内。巴氏消毒奶的营养价值与鲜牛奶差异不大，不耐热的B族维生素和一些生理活性物质可能会失活。

常温奶

常温奶是采用超高温灭菌技术，将牛奶置于120～150℃，保温2~8秒，杀死牛奶中几乎所有细菌。常温奶保质期延长至1～6个月，无须冷藏。与巴氏消毒法相比，超高温灭菌法对牛奶中不耐热的水溶性维生素（如维生素C）破坏较大，而蛋白质和钙含量与巴氏消毒奶相差不大。但乳制品并非维生素C的主要来源，所以可以根据实际情况选择。如果没有冰箱等冷藏设备，常温奶仍然不失为一种很好的选择。

常温奶大部分采用利乐无菌包装。无菌包装盒一般有5～7层：两层塑料膜，铝箔夹在中间，其余是纸板，外层纸板还涂了一层蜡。铝箔层保证牛奶储存于不透风、不透气且不透光的特定环境中，在常温下无须冷藏也能保证在较长时间不变质。

复原奶

为调节市场鲜奶供应，在鲜奶生产旺季，将部分鲜奶先加工制成脱脂奶粉和无水奶油贮存备用。在鲜奶生产淡季或市场需求增加时，将贮存备用的脱脂奶粉和无水奶油分别溶解，按正常比例混合，再加入50%的鲜奶即成复原奶。复原奶的营养成分与鲜奶基本相似。

一些缺奶的国家和地区生产复原奶已经有很长的历史了，都明确将复原奶标识出来，让消费者明明白白消费。这样不仅保护了消费者的知情权，也可以根据市场需求来调节液态奶的价格和结构。

酸奶

酸奶是以鲜奶为原料，经过巴氏消毒后向牛奶中添加乳酸菌，经发酵后，再冷却包装的一种奶制品。发酵过程使奶中蛋白质被水解成小分子肽和氨基酸，乳糖分解为乳酸，发酵后牛奶中的脂肪酸比原料奶增加2倍，乳酸菌还可产生人体所必需的多种维生素。这些变化使酸奶更易消化和吸收。喝一杯150克的酸奶，可以满足10岁以下儿童一天所需钙量的1/3，成人一天所需钙量的1/5。

要想知道买回家的液态奶是不是补钙佳品，就要看营养标签。纯牛奶的蛋白质含量不低于2.9克/100毫升，乳饮料的蛋白质含量仅为1克/100毫升。全脂奶、低脂奶和脱脂奶的脂肪含量不同，应根据自身健康状况合理选择。利用简单的挂壁实验可以鉴别蛋白质含量的高低：把牛奶或乳饮料先倒在一个透明容器中，再倒出来，杯壁上会留有一些白色沉淀物，白色沉淀物挂壁越多，表明蛋白质含量越高、牛奶质量越好。

 避免乳糖不耐受

中国人大多缺乏乳糖酶，牛奶中的乳糖在小肠不能被消化，直接进入大肠。大肠里的细菌将乳糖发酵产气，因此有部分人喝奶便出现腹胀、腹痛、腹泻的症状，称为乳糖不耐受。为了避免乳糖不耐受症状的出现，牛奶可以用微波炉加热30秒，待表面出现微微波纹再喝。不要空腹喝奶，不要喝冷牛奶。

2 免疫基石，无肉不欢

畜禽、水产品等动物性食物富含优质蛋白质、脂类、维生素A、B族维生素、铁、锌等营养素，是人体免疫力的重要保证。但是，畜肉类的饱和脂肪含量相对较高，摄入过多可增加肥胖、心血管疾病的发生风险，因此其摄入量不宜过多，应当适量摄入。建议每天有肉，成人平均每天摄入鱼、禽、瘦肉80~150克，鱼禽肉至少占一半。不同年龄人群动物性食物建议摄入量见表3–1。这些食

物要分散在一日各餐中，不要集中食用，以便更好地发挥蛋白质

互补作用。

表3-1 不同年龄人群动物性食物建议摄入量（克/天）

食物种类	幼儿（岁）		儿童青少年（岁）			成人（岁）	
	2~	4~	7~	11~	14~	18~	65~
畜禽类	15~25	25~40	40	50	50~75	40~75	40~50
水产类	15~20	20~40	40	50	50~70	40~75	40~50
蛋类	20~25	25	25~40	40~50	50	40~50	40~50

注：能量需要量水平按照2岁~（1000~1200千卡/天），4岁~（1200~1400千卡/天），7岁~（1400~1600千卡/天），11岁~（1800~2000千卡/天），14岁~（2000~2400千卡/天），18岁~（1600~2400千卡/天），65岁~（1600~2000千卡/天）计算。

动物内脏

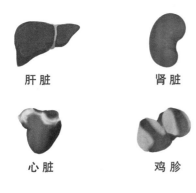

肝脏　　肾脏

心脏　　鸡胗

常见的动物内脏有肝、肾、心、胗等。动物内脏是食物中的营养宝库，含有丰富的蛋白质、脂溶性维生素、B族维生素和铁、锌、硒。16克猪肝，可以满足成人一天维生素A的需要，33克猪肝，可以满足成人一天铁的需要。适量摄入动物内脏，有益健康。建议每个月吃2~3次动物内脏，每次25克左右。

海鱼 vs 淡水鱼

俗话说："吃四条腿的不如两条腿的，吃两条腿的不如没有腿的。"意思是吃四条腿的牛、羊、猪等畜肉不如吃鸡、鸭等禽肉，吃禽肉不如吃鱼肉。其实鱼肉与畜禽肉的大多数营养素含量相差不大，关键差异在脂肪含量和脂肪酸组成上，对健康的影响有所不同。鱼肉属于瘦肉型肉，脂肪含量不足2%，即使最肥的鱼肉，脂肪含量也不超过10%。另外，鱼肉的脂肪多为不饱和脂肪酸，有些鱼类富含二十碳五烯酸（EPA）和二十二碳六烯酸（DHA），前者对预防血脂异常和心血管疾病有益，后者对大脑和视觉的发育有益。这些脂肪酸能抑制自由基，激活免疫系统，增强人体尤其是肿瘤患者的免疫力，还能减轻炎症反应。鱼肉的水分含量高，肌纤维短，肉质细嫩，比很多畜禽肉更易吸收，特别适合老年人和儿童。中国营养学会建议平均每周吃鱼虾等水产品280~525g。

虽说吃鱼好处多，但是人们常常纠结到底是吃海鱼还是淡水鱼。其实海鱼和淡水鱼的营养成分大体相同，营养价值都很高，吃对了，都健康。

◎ 如何去掉淡水鱼的土腥味？

鲜鱼在盐水中清洗有利于除去鱼腥味。另外，烹调时加入适量的酒或醋，也是除去鱼腥味的好办法。鱼腥味的化学成分大多属于胺类，呈弱碱性，乙醇能溶解胺类，并随着加热而挥发掉。醋酸正好中和弱碱性的胺，可以减少鱼腥味。南方人口味清淡，爱用料酒；北方人口味偏重，爱用醋。其实酒醋共用，乙醇和醋

餐桌上的
免疫加油站

酸结合，再配以适量的葱、姜、蒜等佐料，烧出的鱼更鲜美。

 3 每天吃一个蛋

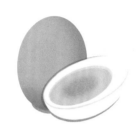

　　蛋类主要指鸡、鸭、鹅、鹌鹑、鸽子等禽类的蛋，其中食用最多的是鸡蛋。虽然各种蛋的大小、色泽各异，但营养价值基本相似。蛋类的各种营养成分比较齐全，营养价值高，鸡蛋中的优质蛋白质、维生素A、维生素E、锌、硒等都可以维护机体免疫力，主要存在于蛋黄中。尽管胆固醇含量高，但适量摄入鸡蛋不会明显影响血清胆固醇水平。中国营养学会推荐成人平均每天吃一个鸡蛋。

　　红壳鸡蛋和白壳鸡蛋　有些人在买鸡蛋时，很在乎蛋壳的颜色，专门选购红壳鸡蛋，似乎觉得红壳鸡蛋比白壳鸡蛋的营养价值高。其实不然。红壳鸡蛋和白壳鸡蛋的营养价值并无显著差别。蛋壳的颜色主要是由一种称为卵壳卟啉的物质决定的。有些鸡血液中红蛋白代谢可产生卵壳卟啉，因而蛋壳可呈浅红色，而有些鸡如来航鸡、白洛克鸡不能产生卵壳卟啉，因而蛋壳呈现白色。蛋壳颜色完全是由遗传基因决定的，因此，在选购鸡蛋时，无须注重蛋壳的颜色。

　　蛋清和蛋黄　蛋的营养成分分布不均匀，蛋黄集中了鸡蛋中大部分蛋白质、脂肪、矿物质和维生素，而蛋清主要是水和少量蛋白质。因此，吃鸡蛋不要丢弃蛋黄。

　　"土鸡蛋"和"洋鸡蛋"　所谓"土鸡蛋"，指的是农家散养的土鸡所生的蛋，而"洋鸡蛋"指的是养鸡场或养鸡专业户用合成饲料喂养的鸡下的蛋。对于这两种鸡蛋哪种营养价值更高，目前还存在不少争议。一些人认为，土鸡在自然环境中生长，吃的都是天然食物，产出的鸡蛋品质自然会好一些。而一般养鸡场采用的是专门的产蛋鸡种和人工饲料，其鸡蛋营养价值不如"土鸡蛋"。因此，即使价钱贵出许多，很多人还是愿意购买"土鸡蛋"，尤其是买给老年人、孕妇和孩子吃。

那么，"土鸡蛋"和"洋鸡蛋"到底有什么区别？哪个营养价值更高呢？真正意义上的土鸡应该是完全散养的，没有专门饲料，主要以虫子、蔬菜、野草等为食。养鸡场里的鸡经过选种、圈养，所吃的饲料都是经过科学配比的，所产鸡蛋个头比较大，但蛋黄没有土鸡蛋大。两类鸡蛋的营养素含量各有千秋，营养价值相差不大。"土鸡蛋"胆固醇含量高，可能与"土鸡蛋"蛋黄所占比例较大有关。

4 大豆坚果，不见不散

豆类品种很多，一般分为大豆和其他豆类。大豆主要指黄豆、黑豆、青豆等。其他豆类包括绿豆、赤豆、蚕豆、芸豆等。豆制品是以大豆或其他豆类为原料制作的食品，按生产工艺可分为发酵性豆制品（如腐乳、豆豉）和非发酵性豆制品（如豆腐、豆腐干）。

大豆含丰富的优质蛋白质、必需脂肪酸、多种维生素和膳食纤维，且含有磷脂、低聚糖，以及异黄酮、植物固醇等多种植物化学物。大豆发成豆芽后，除了原有的营养成分，还含有较多的维生素C。因此，当缺乏新鲜蔬菜时，豆芽是维生素C的良好来源。应适当多吃大豆及其制品，建议每人每天摄入15～25g大豆或相当量的豆制品。

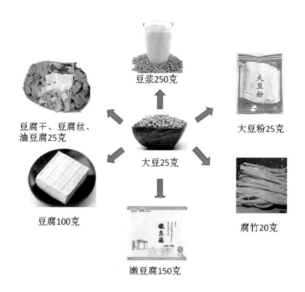

坚果分为两个亚类，一类是杏仁、腰果、榛子、山核桃等树坚果，另一类是花生、葵花子、南瓜子、西瓜子等种子坚果。坚果类食品营养丰富，蛋白质含量较高，富含不饱和脂肪酸、维生素和矿物质，对心血管有保护作用，还有健脑益智的作用。

坚果虽然营养价值高，但因大部分坚果含大量脂肪，能量较高，不宜大量食用，以免引起消化不良或肥胖等问题。成人平均每天吃10克左右坚果，相当于每天吃带壳葵花瓜子25克（约一把半）或者花生15～20克，或者核桃2～3个，或者板栗4～5个。首选原味坚果。

坚果可以入菜，作为烹饪的辅料，如西芹腰果、腰果虾仁等。坚果还可以和大豆、杂粮等一起做成五谷杂粮粥，和主食类食物一起搭配食用。

儿童吃坚果仁时要特别小心，避免噎住。

健康小贴士

1. 坚果零食因含有大量脂肪，容易产生饱腹感，为了促进其他营养素吸收，宜在饭前吃。

2. 坚果可以入菜食用。

3. 坚果的适宜保存温度在15℃以下，避免与有刺激性气味的食品放在一起。

 5 餐餐有蔬菜

靠"吃"提高免疫力，也是有门道的。提到好营养，不少人首先想到的是鱼、禽、畜、蛋、奶。的确，优质蛋白质对增强免疫力非常重要，但还有一大类食物也是"抗疫排头兵"，这类食物品种繁多、色彩缤纷，富含膳食纤维、胡萝卜素、维生素C，在促进肠道蠕动、帮助肠道益生菌增殖、预防肿瘤等方面有独到之处，与机体免疫屏障的构成和维护密切相关。这类食物就是蔬菜!

蔬菜怎么吃，才算吃"到位"了呢? 中国营养学会建议，餐餐有蔬菜，每天应保证摄入300～500克蔬菜，深色蔬菜应占二分之一。

首先保证蔬菜总量（每人每天500克菜），深色蔬菜占一半（每人每天250克），并有适量菌藻类。

其次做到品种多、颜色深。每人每天吃蔬菜至少4种（含深绿色、深黄色、深红色等深色蔬菜至少2种），每周不少于10种。

最后，早餐最少要有1种蔬菜，至少50克，可以是单一蔬菜，如炒豆芽、黄瓜、樱桃番茄、蒸南瓜等，也可以把蔬菜加入主食，如疙瘩汤、热汤面、三明治、蔬菜卷饼、菜包子、菜团子等。午餐、晚餐至少各有不同的2~3种蔬菜，午餐最好能达到250克，晚餐最好达到200克。

蔬菜之所以五彩缤纷，是因为含有丰富的植物化学物，比如橙色蔬菜一般含胡萝卜素、叶黄素较多，紫色蔬菜一般含花青素较多。这些植物化学物都有很强的抗氧化作用，能够增强免疫力。所以各种颜色的蔬菜要搭配食用，才能摄入多种植物化学物。此外，不同种类蔬菜的营养成分含量差异大，一般深色蔬菜营养价值比浅色蔬菜高，多种蔬菜搭配着吃、换着样吃，才更有营养。

◎ 菌藻类，是个宝

菌藻类包括菌类和藻类。菌类有鲜食用菌和经烤晒制成的干食用菌，包括蘑菇、香菇、平菇、金针菇、黑木耳、银耳等；海藻类指海洋生或海边生植物，包括海带、紫菜等。菌藻类含有多糖类物质，能促进淋巴细胞分裂，激活免疫系统，抑制肿瘤细胞增殖，增强机体免疫功能。另外，陆地生长的植物大多不含牛磺

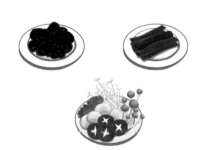

酸，但海藻却含有丰富的牛磺酸。牛磺酸是一种特殊的氨基酸，能够修复损伤的视网膜组织，保护视力，还能对抗自由基，增强免疫功能，消除疲劳。紫菜、石花菜、海带、石莼及角叉菜等的牛磺酸含量很高。

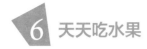

6 天天吃水果

中国营养学会建议，天天吃水果，每天应保证摄入水果200～350克。

蓝莓

几个世纪前，美洲曾发生过一场大瘟疫，南美大部分土地上满目疮痍，而北美部落的人们虽然同样身处饥荒和瘟疫中，却顽强地生存了下来。原来是一种叫作星星果的水果帮助北美部落的人们度过了灾难。星星果就是被称为"浆果之王"的蓝莓，每当蓝莓花谢的时候，花萼部分会形成完美的五角星形状。蓝莓是美洲家喻户晓的水果，人们喜欢直接食用新鲜的蓝莓，蓝莓晒干碾成粉末可用作调料，蓝莓的叶子还可以制成茶叶。蓝莓保健作用的发现给人类带来了新的健康希望。

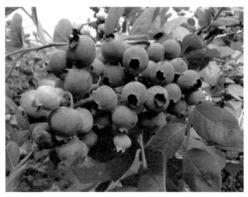

图片由成都雨瑞蓝果果农业科技有限公司提供。

蓝莓的果皮营养价值高于果肉，蓝莓果实含有丰富的维生素C，硒含量高于一般水果。蓝莓含有丰富的抗氧化的植物化学物，花青素含量非常高，可达100～300毫克/100克，野生蓝莓中其含量更高。蓝莓还含有超氧化物歧化酶（SOD）、熊果苷、类黄酮、鞣花酸等活性成分。蓝莓中的花青素是一种强效抗氧化剂，清除自由基的能力是维生素E的50倍、维生素C的20倍。经常食用蓝莓，有助于增强免疫力，保护视力。

◎ 增强免疫力

蓝莓果实中含有多种天然抗氧化成分，包括维生素C、维生素E、维生素P、花青素、超氧化物歧化酶等。这些抗氧化成分能有效清除体内的自由基，减少其对细胞膜、DNA和其他细胞成分的侵害，增强人体的免疫力。

◎ 保护眼睛

蓝莓中含有多种护眼成分，如花青素、β-胡萝卜素、维生素A等。医学临床报告显示，花青素可以促进视网膜上视紫质的再生成，预防重度近视及视网膜剥离，并增进视力。β-胡萝卜素进入体内可以转化成维生素A。维生素A可以预防干眼症，还可以降低因黄斑变性导致视力丧失的风险。研究发现，经常吃蓝莓可使老年黄斑变性的风险降低38%。

◎ 延缓衰老

蓝莓中含有维生素C、维生素E、β-胡萝卜素、花青素等抗氧化成分，在人们常吃的40多种水果和蔬菜中，蓝莓的抗氧化能力最强。其中，花青素已被证实可以防止胶原蛋白分解和皮肤皱纹的提早生成。另外，花青素还能阻止紫外线侵害皮肤。

◎ 增强记忆力

蓝莓中所含的类黄酮物质对于增强大脑记忆力有较好的效果。这一类物质能够改善短期记忆，缓解老年性记忆衰退，有助于降低阿尔兹海默症的风险。

◎ 保护心脏

有实验研究发现，每天吃约150克的蓝莓，可以改善与心血管疾病风险相关的代谢指标，并持续改善血管功能，从而使心血管疾病风险降低12%～15%。

◎ 怎样挑选蓝莓？

（1）闻味道。

新鲜的蓝莓闻起来较为清爽，有蓝莓本身的香气。如果蓝莓放置太久，会散发出一股淡淡的酸味。

（2）看颜色。

新鲜成熟的蓝莓一般来说都呈深紫色。如果蓝莓看起来比较红，则还未成熟，口感也会较为酸涩。

（3）摸果皮。

新鲜的蓝莓果皮较为光滑，果皮皱巴巴的蓝莓放置的时间较长。

◎ 怎么清洗蓝莓？

清洗时以保留蓝莓果皮上的白霜为宜，只需用清水洗掉表皮浮尘即可。蓝莓连皮带籽都可以食用。

◎ 怎么储存新鲜蓝莓？

蓝莓保存温度为1～3℃，冷藏时用保鲜膜密封，防止水分流失。

◎ 蓝莓果皮的白霜是什么？

蓝莓鲜果外衣的白色果霜是果粉，可以保护蓝莓果实，减缓失水，防止表面滋生细菌。果霜越多表明蓝莓越新鲜。

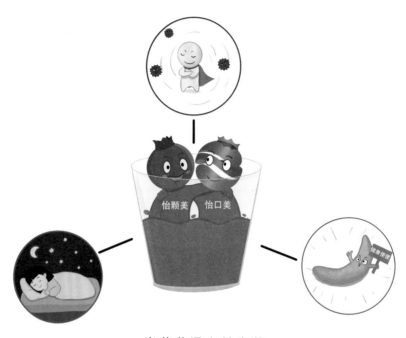

当蓝莓遇上益生菌

枸杞

神奇的东方浆果枸杞一直是中国人心目中的养生佳品，连中年大叔的标配也是"保温杯+枸杞"。富含维生素C是各种浆果的共性，枸杞也不例外。枸杞鲜果的维生素C含量在40～80毫克/100克，比草莓高。但是维生素C并不是枸杞的营养强项。首先，就含量而言，枸杞的维生素C含量远远没有猕猴桃、青椒高。其次，很少有人直接购买枸杞鲜果，日常生活中人们购买的都是枸杞干，枸杞干的维生素C含量只有鲜果的二分之一，甚至三分之一。

枸杞的营养闪光点是包含叶黄素和β-胡萝卜素在内的类胡萝

卜素。类胡萝卜素是人体维生素A的前体，具有抗氧化、免疫调节、抗癌、延缓衰老等功效。枸杞明目的功效要归功于类胡萝卜素。2011年瑞士的一项研究发现，每天食用枸杞浆果的

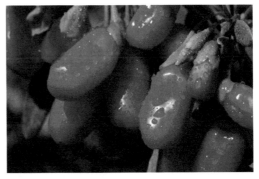

图片由格尔木云朵枸杞科技有限责任公司提供。

老年人，90天后眼中玻璃疣和黄斑沉积减少。枸杞中的叶黄素和玉米黄质有助于预防心血管疾病、白内障、视网膜黄斑变性，同时可加强胰岛素的降血糖作用。

除了类胡萝卜素，枸杞还含有多糖和黄酮类物质，使枸杞具备了清除有害分子——自由基的能力。2009年美国的一项研究发现，与不吃枸杞的人相比，每天喝120毫升浓缩枸杞汁的成人，抗氧化标记物增加了8％以上。2004年的一项研究还发现枸杞提取物可抑制糖基化，而糖基化过程会造成皮肤老化。

往下看，你的吃法对了吗?

◎ 冲泡

用清水冲洗枸杞，洗去灰尘杂质。

用温水冲泡枸杞，可以反复多次冲泡。

喝水之后吃枸杞!

◎ 烹饪

枸杞在菜品出锅前关火后再加入，饭菜和枸杞一起吃。

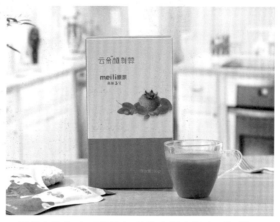

图片由格尔木云朵枸杞科技有限责任公司提供。

猕猴桃

　　猕猴桃，又叫羊桃、奇异果，原产于我国，目前世界已发现并命名的猕猴桃有66种，中国就有62种，其中大部分为中国所特有，可分为六大类：中华猕猴桃、美味猕猴桃、毛花猕猴桃、葛枣猕猴桃、软枣猕猴桃和阔叶猕猴桃。猕猴桃的果、叶、茎、根均可入药，具有解热除烦、调中理气、活血消肿等功效。猕猴桃被誉为"维C之王"，维生素C含量高，一天吃1～2个猕猴桃就可以满足人体对维生素C的需要。猕猴桃富含药用价值很高的生物活性成分。猕猴桃因富含维生素C、多糖、蛋白质、氨基酸等有机物及硒、锗等微量元素，具有一定的解毒保肝、抗氧化、增强免疫力作用。猕猴桃还含有超氧化物歧化酶，据美国农业部研究报告，猕猴桃的综合抗氧化指数在水果中名列前茅，远超苹果、西瓜、橙子等水果。

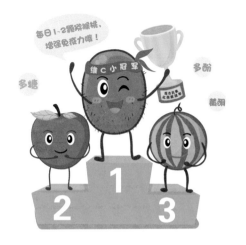

● **葡萄**

　　葡萄既是鲜食水果，又可作为酿酒原料。目前研究发现，葡萄中除富含多种维生素、矿物质、葡萄糖及果糖等营养成分，还含有白藜芦醇、齐墩果酸、β-谷甾醇、黄酮、鞣质、超氧化物歧化酶等多种活性物质。有文献记载琐琐葡萄可用于治疗幼儿麻疹，具有促发作用，马奶子葡萄干具有滋补强壮、软坚、驱寒、补肝的功能。加拿大微生物学家证明葡萄及其产品均具有抗病毒作用。葡萄皮中的白藜芦醇能够促进小鼠T细胞增殖和白细胞介素等免疫因子产生，还能抑制部分细菌和病毒的侵袭，帮助人体抵御疾病。此外，葡萄中的鞣质能够抗过敏、增强免疫力。葡萄皮越黑，黄酮类物质含量越多。

　　◎ 吃葡萄不吐葡萄皮

　　葡萄皮中的有益活性成分白藜芦醇、鞣酸、花青素比果肉中的多，葡萄籽中也含有较多抗氧化物质。所以，还是将葡萄洗净

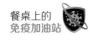

后连皮一起吃吧。

芒果

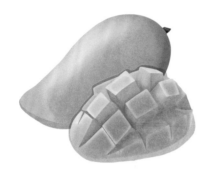

芒果又叫枥果，被称为"热带水果之王"，广泛分布于热带和亚热带地区。芒果一般为橙黄色，富含具有抗氧化作用的类胡萝卜素。芒果的树皮、果仁、果皮及叶子中，还含有大量的酚类化合物，如酚酸类、黄酮类、二苯甲酮类等，并具有多种生物活性，如抗氧化、抗炎、抗微生物、免疫调节、解热镇痛等。其中，芒果苷对人体抵御病原体的单核-巨噬细胞系统有诱导激活作用，能增强人体免疫功能。

温馨提示：芒果含有较多致敏成分，是一种容易引起过敏的水果，可能会引起哮喘、呼吸困难、荨麻疹、皮炎、身体瘙痒等过敏反应，食用时可先少量尝试，一旦出现过敏反应，应该立即停止食用。

健康小贴士

水果干不能替代新鲜水果。

新鲜水果的保鲜期一般比较短，为了延长保存期限，生产者会将新鲜水果制成水果干销售。水果加工一般会加入大量糖、盐，当糖浓度超过60%，盐浓度超过15%时，大部分细菌无法生长，水果就不易腐败变质，保存时间延长。水果在加工过程中营养素有所损失，并且摄入高糖、高盐不利于健康，可能增加肥胖、糖尿病、高血压等疾病的患病风险。因此，尽量食用新鲜水果。

 营养补充剂，到底吃不吃？

食欲好、饭量大、饮食丰富又均衡的健康人群没必要服用营养补充剂。食欲较差、进食不足者，老年人，慢性病患者可以通过营养强化食品、特殊医学用途配方食品或营养补充剂，适量补充蛋白质、维生素A、维生素D、B族维生素、维生素C、钙、铁、锌、硒等营养素。

◎ 营养强化食品、特殊医学用途配方食品、营养补充剂有什么不同？

营养强化食品是根据不同人群的需要，为了补充食品中所缺乏的营养素，或者为了弥补加工制作过程中的营养损失，向食品中添加一定量的天然或合成的食品营养强化剂而得到的食品，常见的有铁强化酱油、加碘食盐、水溶性维生素强化饮料等。

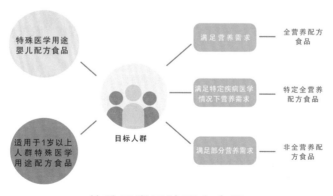

特殊医学用途配方食品

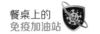

特殊医学用途配方食品不同于普通食品、保健食品和药品，是为了满足进食受限、消化吸收障碍、代谢紊乱或特定疾病状态人群对营养素或膳食的特殊需要而专门加工配制的配方食品。这类新型食品因具有特殊用途，所以需要在医生或营养师的指导下食用。

营养补充剂，又称膳食补充剂，是介于普通食品和药品之间的产品，有片剂、胶囊、粉剂、口服液等剂型。它作为日常饮食之外的辅助手段，用来补充人体所需的蛋白质、碳水化合物、脂肪、维生素、矿物质等。营养补充剂可以是单一成分，也可以由多种膳食成分组成，还可以含有草本植物或其他植物成分。严格来说，特殊医学用途配方食品属于营养补充剂。

◎ 为什么食欲较差、进食不足者，老年人及慢性病患者需要额外补充营养补充剂？

食欲较差、进食不足者，老年人，慢性病患者的免疫功能较弱，对外界细菌、病毒等的抵抗力较差，所以，改善营养状况是帮助他们抵御病原体入侵的重要手段。但是，这些人群平时进食量少，或者由于疾病原因限制了食物种类，普通饮食不能满足全日营养所需，因此，需要额外补充高营养密度的营养补充剂以保证营养素摄入充足。

其实，还有一些特殊人群，如孕妇、儿童、疾病康复期的患者，他们对营养素的需要量较高，也需要根据自身饮食情况适当额外补充营养补充剂。

◎ 怎样选择营养补充剂？

对于老年人、慢性病患者、孕妇、儿童等人群，如果自身营养状况基本正常，进食量正常，可以在一日三餐之外适当服用简单成分的营养补充剂来增强免疫力，如单一或复合维生素制剂、钙片、水溶性膳食纤维、益生菌、益生元、合生元、鱼肝油、蛋白粉等。

营养不良、进食差、疾病康复期的人群，通常营养状况较差，仅靠一日三餐进食普通食物无法满足机体的需要。这种情况下，可以选择营养素更丰富、更全面的特殊医学用途配方食品。这类食品根据各类疾病和特定人群的特点专门配制，具有一定辅助治疗疾病的作用，可以单独食用，也可以在一日三餐后额外补充。切记：特殊医学用途配方食品必须在医生或临床营养师的指导下，根据自身情况和疾病状态按需使用。

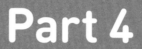

Part 4

为免疫力加油的膳
食计划，总有一款
适合您

1 婴幼儿

0~6月龄婴儿

　　母乳可以提供优质、全面、充足的营养素，满足婴儿的生长发育需求。母乳不仅含有人体必需营养素，还含有大量免疫活性物质，如分泌性免疫球蛋白A、乳铁蛋白、溶菌酶等抗菌因子，前列腺素E2、白细胞介素-10等抗炎因子，生长因子、干扰素等免疫调节因子。母乳中的低聚糖可发挥益生元的作用，专门促进婴儿肠道中的双歧杆菌生长，阻止病原菌黏附。所以，任何其他食物都不能与母乳媲美。母乳提高婴儿的免疫力，使小宝宝顺利适应环境。

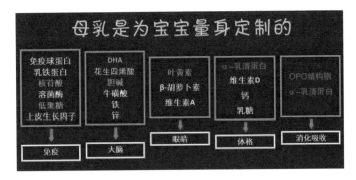

建议6个月以内的婴儿纯母乳喂养。由于母乳维生素D含量低，所以一般建议纯母乳喂养的宝宝出生2周后开始补充维生素D，剂量为每天400IU。对于纯母乳喂养的婴儿，可以通过小便次数（一天换5～6个尿不湿）、喂养次数（最初几周可以8～12次，之后逐渐减少到8次）、婴儿喂哺后的满足感、婴儿的生长发育水平来判断母乳摄入是否充足。

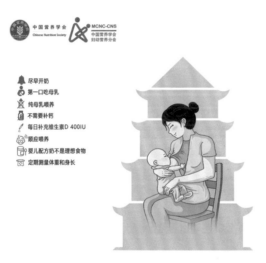

中国6月龄内婴儿母乳喂养关键推荐示意图

7～24月龄婴幼儿

7～24月龄婴幼儿的消化系统的发育、感知认知的发展，都需要其接触更多的食物。当然，可以继续发挥母乳的优势，进行母乳喂养（母乳不足时用配方奶喂养）。母乳喂养为主或户外活动较少时，每天可以继续补充维生素D 400IU。同时应该逐步添加辅食。一般建议从富含铁的泥糊状食物开始添加，如强化铁的婴儿米粉、肉泥等，然后逐渐增加辅食的种类，过渡到半固体食物或固体食物，如烂面、肉末、碎菜、水果粒等。

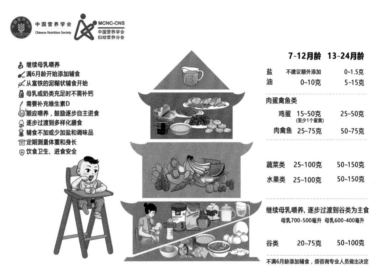

	7~12月龄	13~24月龄
盐	不建议额外添加	0~1.5克
油	0~10克	5~15克
肉蛋禽鱼类		
鸡蛋	15~50克（至少1个蛋黄）	25~50克
肉禽鱼	25~75克	50~75克
蔬菜类	25~100克	50~150克
水果类	25~100克	50~150克

继续母乳喂养，逐步过渡到谷类为主食
母乳700~500毫升　母乳600~400毫升

谷类	20~75克	50~100克

不满6月龄添加辅食，须咨询专业人员做出决定

中国7~24月龄婴幼儿平衡膳食宝塔

助力免疫力的辅食

◎ 黑米红豆豆浆

原料：黄豆35克，红豆25克，黑米30克，红枣8个，枸杞10粒，水适量。

制作方法：

（1）称量好所用的食材，除红枣、枸杞，其他食材用清水提前浸泡4个小时。

（2）红枣去核同其他食材一起放入豆浆机（破壁机、料理机）中，加入1000毫升清水。

（3）按下"米糊"功能，自动加热打泥。

（4）机器工作时间一到，黑米红豆豆浆就做好了。

注意事项：

（1）加水量可以自行调节。

（2）根据个人口味适当加糖。

◎ 核桃糊

原料：米碎70克，核桃仁30克。

制作方法：

（1）米碎、核桃仁洗净待用。

（2）将米碎放入榨汁机，加少许清水制成米浆。

（3）将核桃仁放入榨汁机中，加少许清水制成核桃浆。

（4）把汤锅加热，倒入米浆、核桃浆拌匀。

（5）煮至食材熟透，关火盛出即可食用。

◎ 虾仁豆腐泥

原料：虾仁45克，豆腐180克，胡萝卜50克，高汤200毫升，盐少许。

制作方法：

（1）将胡萝卜洗净，切成粒；豆腐洗好剁碎；虾仁用牙签去虾线、洗净，剁成末。

（2）锅中倒入适量高汤，放入切好的胡萝卜粒，烧开后用小火煮至熟透，放入豆腐、适量盐，搅匀煮沸，倒入准备好的虾肉末，搅匀煮片刻。

（3）关火盛出即可食用。

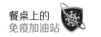
◎ 蔬菜豆腐泥

原料：嫩豆腐1块，胡萝卜、豌豆、熟蛋黄各少许，盐少许，食用油适量。

制作方法：

（1）将嫩豆腐捣碎，胡萝卜洗净切碎，熟蛋黄压成末。

（2）炒锅中倒入适量清水烧热，倒入洗净的豌豆，用中火煮至熟软。

（3）捞出豌豆沥干，捣碎成泥，装入盘中。

（4）锅中倒入适量清水烧开，倒入食用油和所有食材拌匀。

（5）加少许盐，搅拌片刻，撒上蛋黄末，搅匀。

（6）关火盛出即可食用。

◎ 西兰花土豆泥

原料：西兰花50克，土豆180克，盐少许。

制作方法：

（1）汤锅中加入适量清水烧开，放入洗好的西兰花，煮熟捞出剁成末。

（2）土豆去皮洗净，切块放入盘中，放入烧开的蒸锅里蒸透，取出剁成泥。

（3）取一个干净的大腕，放入土豆泥、西兰花末，加少许盐，用小勺搅拌约1分钟至完全入味。

（4）将拌好的西兰花土豆泥舀入另一个碗中即可食用。

◎ 苹果胡萝卜泥

原料：苹果90克，胡萝卜120克，白砂糖10克。

制作方法：

（1）苹果洗净去皮，切成小块，胡萝卜洗净切成丁，分别装入盘中。

（2）将苹果、胡萝卜放入烧开的蒸锅中，用中火蒸熟取出。

（3）将蒸熟的胡萝卜、苹果以及白砂糖放入榨汁机，搅成果蔬泥。

（4）把苹果胡萝卜泥倒入碗中即可食用。

◎ 南瓜燕麦粥

原料：南瓜190克，燕麦90克，水发大米150克，白砂糖10克，食用油适量。

制作方法：

（1）将南瓜洗净装盘，放入烧开的蒸锅中，用中火蒸熟，取出剁成泥备用。

（2）砂锅加入适量清水烧开，倒入水发大米、少许食用油拌匀，慢火煲至大米熟烂，放入备好的燕麦、南瓜拌匀，煮至沸腾，根据口味加入适量白砂糖拌匀，煮至糖融化。

（3）关火盛出即可食用。

◎ 蔬菜鱼肉粥

原料：鲜鲈鱼50克，油菜50克，水发大米95克，盐少许。

制作方法：

（1）油菜洗净，切成粒；鲈鱼洗净，切片，加盐腌制入味。

（2）锅中加入适量清水烧开，倒入大米拌匀，用小火煮至大米熟烂。

（3）往锅中倒入鱼片、油菜，加盐，拌匀调味。

（4）关火盛出即可食用。

◎ 鲈鱼嫩豆腐粥

原料：鲜鲈鱼100克，嫩豆腐90克，大白菜85克，大米60克，盐少许。

制作方法：

（1）将大米磨成米碎，豆腐洗净切小块，鲈鱼洗净去骨、去皮，大白菜洗净后剁成末。

（2）鱼肉放于蒸锅中蒸熟，取出剁成末备用。

（3）汤锅中倒入适量清水，倒入米碎拌煮，再倒入鱼肉泥、大白菜末煮至熟透，加盐和豆腐拌匀，煮至入味即可食用。

◎ 菠菜粥

原料：菠菜45克，大米100克，盐少许。

制作方法：

（1）菠菜洗净，沥干水分后切碎备用。

（2）将大米倒入锅中大火煮至熟软。

（3）倒入菠菜碎一起煮至熟烂，加入食盐调味，拌匀。

（4）关火盛出即可食用。

◎ 胡萝卜瘦肉粥

原料：瘦肉60克，水发大米70克，胡萝卜25克，洋葱15克，西芹20克，盐少许，芝麻油适量。

制作方法：

（1）胡萝卜去皮，洋葱、西芹洗净切成粒，瘦肉剁成肉末。

（2）锅中倒入适量清水烧热，倒入水发好的大米小火煮至熟烂，倒入肉末、胡萝卜、洋葱、西芹，搅拌均匀煮沸，加入盐，淋入少许芝麻油，搅拌调味煮沸。

（3）关火盛出即可食用。

◎ 香菇鸡肉羹

原料：鲜香菇40克，上海青30克，鸡胸肉60克，软饭适量，盐少许，食用油适量。

制作方法：

（1）上海青洗净，焯熟，剁成粒；香菇洗净，切成粒；鸡胸肉洗净，剁成末。

（2）香菇加适量食用油炒香，放入鸡胸肉搅散，炒至转色，加入适量清水、适量软饭搅匀，加入少许盐，加入上海青拌炒匀。

（3）关火盛出即可食用。

◎ 紫菜豆腐羹

原料：北豆腐260克，西红柿65克，鸡蛋1个，紫菜20克，葱少许，植物油、食盐、芝麻油各少许。

制作方法：

（1）紫菜洗净浸泡，撕开；北豆腐洗净，切丁；西红柿洗净，切块；鸡蛋打成蛋液。

（2）锅中加水烧开后加油，放入西红柿略煮，加盐。

（3）倒入北豆腐丁和紫菜，煮熟后，加入蛋液搅至成形。

（4）根据口味，倒入芝麻油调味，撒上葱花即可食用。

◎ 菠菜肉末汤

原料：菠菜100克，肉末85克，盐少许，玉米淀粉、食用油适量。

制作方法：

（1）汤锅中加入适量清水烧开，放入洗净的菠菜，煮熟后捞起，放凉剁碎。

（2）用油起锅，倒入肉末搅散，炒至转色，倒入适量清水、少许盐，搅拌均匀，倒入菠菜、少许用水溶解的玉米淀粉，搅匀，煮至沸腾。

（3）关火盛出即可食用。

◎ 虾仁馄饨

原料：馄饨皮50克，鲜虾仁80克，虾皮、紫菜碎、蛋清各少许，姜末、葱末少许，盐、玉米淀粉、植物油适量。

制作方法：

（1）虾仁沥干水后剁碎，加入葱末、姜末、盐、淀粉、蛋清、植物油搅打成馅。

（2）取馄饨皮包虾仁馅制成馄饨，入锅煮熟。

（3）加入少许虾皮、紫菜碎拌匀。

（4）关火盛出即可食用。

◎ 紫薯小米粥

原料：紫薯150克，小米100克，白砂糖10克。

制作方法：

（1）锅中加水烧开，加入去皮洗净切好的紫薯和泡好的小米，拌匀。

（2）加盖用大火煮开，然后转小火继续煮直至食材熟软。

（3）根据口味加入白砂糖。

（4）关火盛出即可食用。

◎ 胡萝卜菠菜饼

原料：胡萝卜70克，土豆50克，菠菜65克，鸡蛋2个，面粉150克，芝麻油2毫升，盐少许，食用油适量。

制作方法：

（1）菠菜、土豆、胡萝卜洗净，切成粒。

（2）锅中加水烧开，加少许盐，倒入切好的食材粒煮沸，捞出备用。

（3）鸡蛋打入碗中，加少许盐，放入备好的食材粒搅匀，倒入面粉搅匀，淋入芝麻油，拌成面糊。

（4）煎锅中加适量食用油烧热，倒入面糊摊成饼状，煎至成型，至散发香味即可出锅。

 ## 2 学龄前儿童（2~5岁）

经过24个月饮食模式的过渡和转变，学龄前儿童摄入的食物种类和膳食结构开始接近成人。学龄前是饮食行为和生活方式形成的关键时期。学龄前儿童好奇心强，想象力丰富，贪玩的心理特点也反映在进食行为上。他们以自我为中心，以游戏为活动内容。从他们独立进食的行为开始培养其独立生活能力十分重要。这是儿童智力发展的重要组成部分。

怎样才能满足学龄前儿童的生长需要呢？

规律就餐，自主进食不挑食，培养良好的饮食习惯

学龄前儿童的合理营养应由多种食物构成的平衡膳食来提供，规律就餐是其获得全面、足量的食物和良好消化吸收的保障。

每天饮奶，足量饮水，正确选择零食

建议每天饮奶400~500毫升或摄入相当量的奶制品。儿童新陈代谢旺盛，活动量大，水分需要量相对较多，每天总饮水量为

1300~1600毫升，除奶类和其他食物中摄入的水，建议学龄前儿童每天饮水600 ~ 800毫升，以白开水为主，尽量少喝饮料。正确选择零食，饭前1小时不要吃零食。

食物应合理烹调，易于消化，少调料、少油炸

从小培养儿童清淡口味，有助于形成终生的健康饮食习惯。在烹调方式上，宜采用蒸、煮、炖、煨等烹调方式。特别注意要完全去除皮、骨、刺、核。大豆、花生等坚果类食物应先磨碎，制成泥糊浆进食。

口味以清淡为好，尽可能少用或不用味精或鸡精、色素、糖精等调味品。应控制食盐用量，还应少选含盐多的腌制食品或调味品。可选天然、新鲜香料（如葱、蒜、洋葱、柠檬、醋、香草等）和新鲜蔬果汁（如番茄汁、南瓜汁、菠菜汁等）进行调味。

参与食物选择与制作，增进对食物的认知与喜爱

利用各种机会（田间、菜市场等）让儿童体验和认识各种食物的天然味道和质地，了解食物特性，增进对食物的喜爱。同时应鼓励儿童参与家庭食物选择和制作，以激发儿童对各种食物的兴趣，使其享受烹饪食物过程中的乐趣和成就。

经常户外活动，保障健康成长

鼓励儿童经常参加户外游戏与活动，实现对其体能、智能的

锻炼培养，维持能量平衡，促进皮肤中维生素D的合成和钙的吸收利用。如果户外活动每天不足1小时，则应该每天补充维生素D 600IU。

学龄前儿童每天应进行至少60分钟的体育活动，每天看电视、玩平板电脑的累计时间不超过2小时。

建议每天结合日常生活多进行体力锻炼。

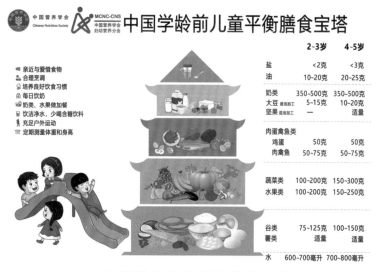

中国学龄前儿童平衡膳食宝塔

学龄前儿童（2～5岁）一日食谱见表4-1。

餐桌上的
免疫加油站

表4-1　学龄前儿童（2～5岁）一日食谱

餐次	菜肴名称	原料
早餐	燕麦粥	燕麦10克，大米20克，核桃5克
	水煮鸡蛋	中等大小鸡蛋1个
	凉拌紫甘蓝	紫甘蓝50克
加餐	牛奶	牛奶200毫升
	水果	蓝莓（香橙、柑橘、柚子）50克
午餐	黑米饭	大米50克，黑米10克
	胡萝卜木耳肉丝	猪肉20克，胡萝卜30克，木耳10克
	虾仁豆腐	基围虾30克，豆腐50克
	清炒西兰花	西兰花100克，大蒜5克
	紫菜蛋花汤	紫菜2克，鸡蛋10克
加餐	水果	哈密瓜（芒果、木瓜、蜜橘、葡萄柚）100克
	酸奶	酸奶100克
晚餐	红豆饭	大米50克，红豆10克
	清蒸鲈鱼	鲈鱼30克
	泡椒猪肝	猪肝20克，芹菜30克
	清炒菠菜（莴笋叶）	菠菜（莴笋叶）100克
睡前	牛奶	牛奶100毫升

全天食用油：植物油20克。全天能量1200～1300千卡。每天补充维生素D
400IU。

3 学龄儿童、青少年（6~18岁）

　　学龄期是由学龄前儿童过渡到成人的特殊生理时期，分为小学学龄期（6~12岁）和中学学龄期（13~18岁）。小学学龄期是人一生中生长发育较平稳的阶段，也叫童年期。中学学龄期称为青春发育期，是指人体从第二性征出现至性器官发育成熟的一段时间。学龄期是儿童青少年体格和智力发育的关键时期，为这个阶段儿童提供能量适宜、营养素量足质优的平衡膳食，对其身心正常发育至关重要。在竞争激烈的当今时代，中小学教育具有高脑力、高体力负荷的特点，更应高度重视学龄期儿童的营养。

　　科学研究证实，对于中小学生以及尚在发育阶段的大学生，合理营养有助于提高作业能力和学习成绩，促进发育并减少疾病。而营养不良则将导致发育受阻，急、慢性传染病的发病率增高，学习效率明显下降。慢性营养不良可降低儿童、青少年对传染病的抵抗力，造成特异性免疫功能障碍。某些慢性病，如动脉粥样硬化、肥胖、糖尿病等的有效预防，需要从儿童时期就开始调控饮食。

　　可以根据身高、体重及身材匀称度的动态变化，评价各年龄阶段儿童的营养状况。

　　体重在第3百分位曲线以下为低体重，提示生长迟缓；身高在第3百分位曲线以下为矮小，提示慢性、长期的营养不良；体重高于第97百分位曲线则提示超重或肥胖。

餐桌上的
免疫加油站

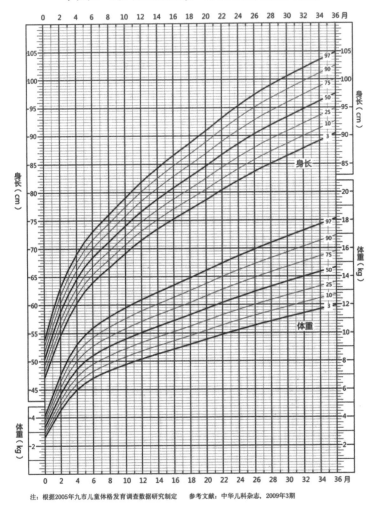

中国0~3岁男童身高、体重百分位曲线图

注：根据2005年九市儿童体格发育调查数据研究制定　参考文献：中华儿科杂志，2009年3期

首都儿科研究所生长发育研究室　制作

中国2~18岁男童身高、体重百分位曲线图

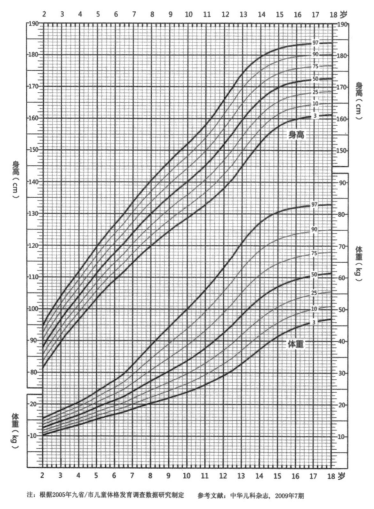

注：根据2005年九省/市儿童体格发育调查数据研究制定　　参考文献：中华儿科杂志，2009年7期

首都儿科研究所生长发育研究室　制作

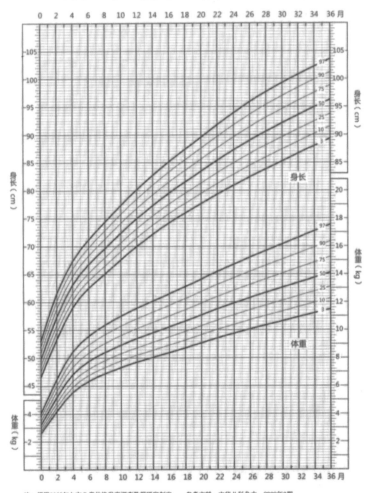

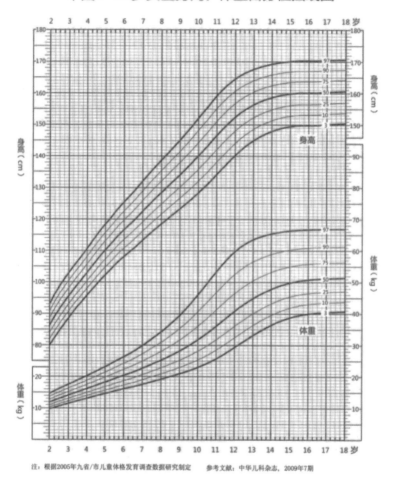

学龄期儿童、青少年的膳食应是平衡膳食。鼓励多吃谷类，以供给充足的能量。保证鱼、禽、肉、蛋、奶、豆类和蔬菜的供给，以满足其对蛋白质、钙、铁的需要，并通过膳食中丰富的维生素C来增加铁的吸收。鼓励青少年多参加体力活动，使其体格发育健壮。青少年尤其是女孩往往为了减肥盲目节食，引起体内新陈代谢紊乱，免疫力下降，严重者可出现低血钾、低血糖，易患传染病，甚至由于厌食导致死亡。正确的减肥方法是合理控制饮食，少吃高能量的食物，如肥肉、坚果和油炸食品等，同时增加体力活动，使能量的摄入和消耗达到平衡，保持适宜的体重。

　　学龄儿童（10～12岁）一日食谱见表4-20。

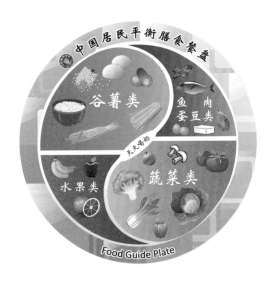

表4-2　学龄儿童（10～12岁）一日食谱

餐次	菜肴名称	原料
早餐	燕麦小米粥	燕麦10克，小米20克，大米20克，枸杞10粒
	水煮鸡蛋	中等大小鸡蛋1个
	凉拌紫甘蓝	紫甘蓝50克
	牛奶	牛奶250毫升
	坚果	腰果（核桃仁、杏仁、碧根果仁等）10克
午餐	米饭	大米70克，黑米20克
	鱼香肉丝	猪肉30克，胡萝卜50克，木耳20克
	番茄牛腩	牛腩40克，番茄50克
	清炒西兰花	西兰花100克，大蒜5克
	生菜豆腐汤	豆腐80克，生菜（小白菜、娃娃菜等）50克
晚餐	紫薯蒸米饭	大米60克，紫薯50克
	清蒸鲈鱼	鲈鱼40克
	泡椒猪肝	猪肝30克，芹菜50克
	清炒菠菜	菠菜（莴笋叶）150克
	紫菜蛋花汤	紫菜2克，鸡蛋10克
加餐	水果	蓝莓（哈密瓜、芒果、木瓜、蜜橘、葡萄柚）200克
睡前	牛奶	牛奶100毫升

全天食用油：植物油25克。全天能量1700～1800千卡。每天补充维生素D 400IU。

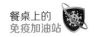

◎ 备考娃怎么吃?

备考和考试期间, 考生用脑用眼强度大, 体力活动减少, 合理饮食可以助力考生, 使其发挥出最佳水平。

◎ 我们的大脑需要啥?

大脑是人体耗氧最多的器官。备考和考试期间, 大脑处于高度紧张状态, 对氧和营养素的需求大大增加。长时间学习后会感到头昏脑涨, 这就是大脑通过扩张血管来增加供血量, 试图增加氧气供应, 同时发出警告——你缺氧了! 紧张的脑力活动除了增加大脑耗氧量, 也使大脑对一些营养素的需要增加。

(1) 碳水化合物。

碳水化合物是大脑的能量来源, 如果不吃早饭, 尤其不吃主食, 大脑的能量供应减少, 就容易疲劳, 注意力难以集中, 记忆力下降, 影响学习效率。考前复习期间必须保证摄入充足的碳水化合物。

(2) 蛋白质。

蛋白质是大脑运作和智力活动的物质基础, 影响记忆、语言、思考、运动、神经传导等。优质蛋白质的来源是肉、鱼、蛋、奶和大豆及其制品。

(3) 卵磷脂。

神经递质乙酰胆碱负责传递信息, 与记忆过程有关。而卵磷脂是合成乙酰胆碱的原料, 富含卵磷脂的食物有大豆及其制品、蛋类、瘦肉等。

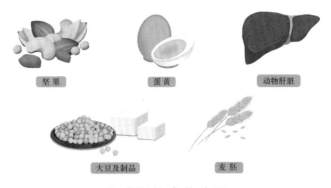

坚果　　　　　蛋黄　　　　　动物肝脏

大豆及制品　　　　　麦胚

卵磷脂的食物来源

（4）维生素和微量元素。

B族维生素，如维生素B_1、维生素B_2和烟酸参与人体能量代谢，在碳水化合物为大脑供能的过程中必不可少。维生素C参与神经递质的合成，承担着大脑接受外来刺激、对外发布命令的任务。微量元素中铁、锌、铜与智力关系密切，尤其是红细胞中含铁的血红蛋白起着运输氧气的作用，缺铁不仅造成贫血，影响身体发育，还会降低大脑的工作能力。含铁丰富的食物有动物血、动物肝脏、菠菜、黑木耳等。

◎ 考生如何搭配一日三餐？

一日三餐应包括谷薯杂豆类、蔬菜水果类、畜禽肉蛋奶类、大豆坚果类、油脂类，每天摄入12种以上食物，每周摄入25种以上食物。高考考生一日食谱举例见表4-3。日常怎么吃，记住下面的话：

吃好早餐是前提，五谷杂粮做主食。

顿顿优质蛋白质，深色蔬果不能离。

酸奶坚果做零食，酌情营养补充剂。

食品安全牢牢记，凉菜冷饮舍断离。

考前不乱吃东西，饮食习惯要如一。

愉快进餐消化易，规律作息强记忆。

牛鬼蛇神不益智，聪明头脑靠磨砺。

均衡营养来助力，祝你考出好成绩。

表4-3　高考考生一日食谱举例

餐次	菜肴名称	原料
早餐	全麦面包	全麦粉50克
	燕麦粥	燕麦25克，枸杞20粒
	水煮鸡蛋	中等大小鸡蛋1个
	热拌西兰花	西兰花50克
	牛奶	牛奶200克
加餐	坚果	花生（核桃、腰果、榛子等）10克
午餐	黑米饭	大米75克，黑米25克
	清蒸鲈鱼	鲈鱼100克
	清炒小白菜	小白菜150克
	紫菜汤	紫菜10克
加餐	水果	蓝莓（草莓、芒果、蜜橘、葡萄、猕猴桃等）200克
晚餐	发糕	玉米面50克
	小馄饨	面粉50克，瘦猪肉25克
	拌三丝	胡萝卜50克，海带丝50克，豆腐干50克
	清炒菠菜	菠菜100克，大蒜5克
加餐	酸奶	酸奶100克

全天食用油：植物油25克。全天能量2400千卡。每天补充维生素D 400IU。

4 成 人

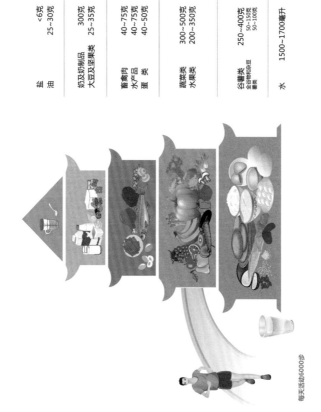

盐　<6克
油　25~30克

奶及奶制品　300克
大豆及坚果类　25~35克

畜禽肉　40~75克
水产品　40~75克
蛋　类　40~50克

蔬菜类　300~500克
水果类　200~350克

谷薯类　250~400克
全谷物和杂豆　50~150克
薯类　50~100克

水　1500~1700毫升

中国居民平衡膳食宝塔（2016）

每天活动6000步

中国营养学会
Chinese Nutrition Society

餐桌上的
免疫加油站

成人（18岁以上轻体力活动水平）一日食谱见表4-4。

表4-4　成人（18岁以上轻体力活动水平）一日食谱

餐次	菜肴名称	原料
早餐	燕麦粥	燕麦25克，枸杞20粒
	水煮鸡蛋	中等大小鸡蛋1个
	凉拌紫甘蓝	紫甘蓝50克
	牛奶	牛奶200克
	坚果	花生（核桃、腰果、芝麻等）10克
午餐	黑米饭	大米100克，黑米25克
	胡萝卜木耳肉丝（芦笋肉片）	猪肉40克，胡萝卜60克，木耳20克（猪肉40克，芦笋150）
	糖醋莲藕（醋熘土豆丝）	莲藕100克（土豆100克）
	清炒油菜	油菜150克，大蒜5克
	番茄蛋花汤	番茄20克，鸡蛋10克
加餐	水果	蓝莓（草莓、猕猴桃、蜜橘、葡萄、芒果等）200克
	酸奶	酸奶100克
晚餐	米饭	大米75克
	清炒虾仁（清蒸鲈鱼/胖头鱼豆腐）	虾仁50克，黄瓜20克（鲈鱼50克/胖头鱼50克，豆腐100克）
	家常豆腐（已选胖头鱼豆腐可省略）	北豆腐100克
	清炒菠菜	菠菜（莴笋叶）100克

全天食用油：植物油20克。全天能量2000千卡。每天补充维生素D 400IU。

5 老年人（65岁以上）

1969年提出的衰老的免疫学说认为，衰老由长期的、轻度的自身免疫反应所致。衰老的一个显著变化是免疫功能逐渐降低，机体的防御功能、免疫自稳功能和免疫监视功能减退。老年人易患细菌性感染，产生自身免疫系统疾病，发生癌症等，逐渐积累病变，损耗机体，直至影响寿命。

人类的寿命可以归因于遗传因素、饮食与劳动方式。营养因素深刻地影响着衰老的生理过程与晚年的健康状况。合理营养对延缓衰老至少有以下几方面作用：

延缓肌肉减少　摄入高质量蛋白质和维生素D，结合适当的体育锻炼，能有效地延缓老年人肌肉减少的发生。

预防慢性病　肥胖本身是一种慢性病，同时也是心血管疾病、糖尿病、痛风、某些恶性肿瘤的重要危险因素。限制能量摄入、适当运动是老年人维持健康体重、预防肥胖的最好手段。

防止虚弱　老年人的虚弱一般表现为体重丢失、无力、疲劳、不活跃、摄食减少、免疫力低下、身体平衡和步态异常以及骨量减少等。饮食搭配合理，注重平衡，能有效避免虚弱症状。

延缓记忆减退　保持合理的营养素摄入对改善老年人的记忆力有重要作用。

老年人（65岁以上）一日食谱见表4-5。

表4-5 老年人（65岁以上）一日食谱

餐次	菜肴名称	原料
早餐	红豆粥	大米20克，红豆10克，枸杞20粒
	水煮蛋（蒸蛋羹）	中等大小鸡蛋1个
	凉拌菠菜	菠菜50克
	酸奶（奶酪）	酸奶150克（奶酪15克）
	坚果粉	核桃粉、芝麻粉10克
加餐	柚子	柚子100克
午餐	黄米饭	大米40克，大黄米10克
	蒸红薯	红薯50克
	白菜炖豆腐	猪肉20克，白菜100克，北豆腐50克
	炒西兰花	西兰花50克
	紫菜蛋花汤	紫菜2克，鸡蛋10克
加餐	水果	蓝莓（猕猴桃、苹果、葡萄）100克
晚餐	小米粥	小米25克
	花卷	小麦粉50克
	红烧带鱼	带鱼100克
	清炒时蔬	时令蔬菜（深色叶菜）200克

全天食用油：植物油20克。全天能量1500千卡。每天补充维生素D 400IU。

6 孕 妇

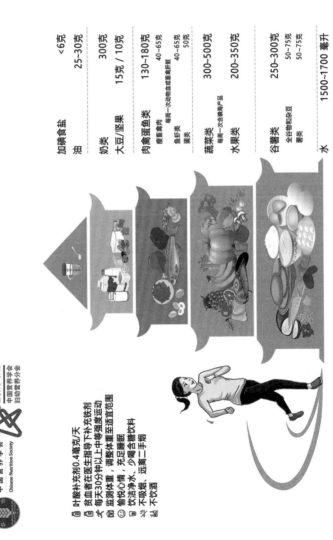

中国备孕妇女平衡膳食宝塔

加碘食盐	<6克
油	25~30克
奶类	300克
大豆/坚果	15克 / 10克
肉禽蛋鱼类	130~180克
瘦畜禽肉 每周一次动物血或畜禽肝脏	40~65克
鱼虾类	40~65克
蛋类	50克
蔬菜类	300~500克
水果类	200~350克
每周一次含碘海产品	
谷薯类	250~300克
全谷物和杂豆	50~75克
薯类	50~75克
水	1500~1700 毫升

中国营养学会 MCNC-CNS
Chinese Nutrition Society 中国营养学会
妇幼营养分会

- 叶酸补充剂0.4毫克/天
- 贫血者在医生指导下补充铁剂
- 每天30分钟以上中等强度运动
- 监测体重，调整体重至适宜范围
- 愉悦心情，充足睡眠
- 饮洁净水，少喝含糖饮料
- 不吸烟，远离二手烟
- 不饮酒

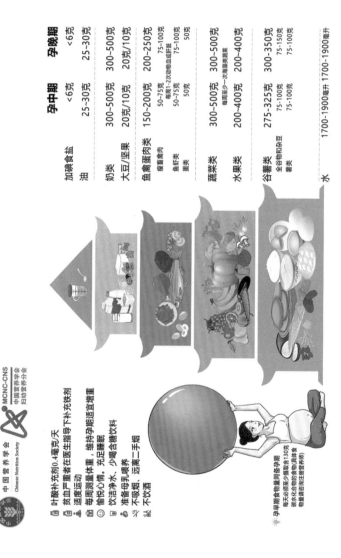

中国孕期妇女平衡膳食宝塔

	孕中期	孕晚期
加碘食盐	<6克	<6克
油	25-30克	25-30克
奶类	300-500克	300-500克
大豆/坚果	20克/10克	20克/10克
鱼禽蛋肉类	150-200克	200-250克
瘦畜禽肉	50-75克	75-100克
	每周1~2次动物血或肝脏
鱼虾类	50-75克	75-100克
蛋类	50克	50克
蔬菜类	300-500克	300-500克
	每周至少一次海藻类蔬菜
水果类	200-400克	200-400克
谷薯类	275-325克	300-350克
全谷物和杂豆	75-100克	75-150克
薯类	75-100克	75-100克
水	1700-1900毫升	1700-1900毫升

MCNC-CNS
中国营养学会
妇幼营养分会

中国营养学会
Chinese Nutrition Society

叶酸补充剂0.4毫克/天
贫血严重者在医生指导下补充铁剂
适度运动
每周测量体重，维持孕期适宜增重
愉悦心情，充足睡眠
饮洁净水，少喝含糖饮料
准备母乳喂养
不吸烟，远离二手烟
不饮酒

孕妇膳食物质能量含孕期
每天必须全少摄取含130克
碳水化合物的食物(具体食
物请酌含泡注册营养师)

孕妇一日食谱（孕中期和孕晚期）见表4-6。

表4-6　孕妇一日食谱（孕中期和孕晚期）

餐次	菜肴名称	原料
早餐	肉丝鸡蛋面	面粉50克，瘦肉20克，中等大小鸡蛋1个
	蒸紫薯	紫薯50克
	西芹豆干	西芹40克，豆干 10克
	牛奶	牛奶200克
	坚果	核桃（腰果、芝麻等）10克
	草莓	草莓100克
午餐	杂粮饭	大米80克，红豆20克，枸杞20粒
	胡萝卜烧牛肉	牛肉35克，胡萝卜30克
	白灼虾	基围虾50克
	香菇油菜	油菜150克，香菇20克
	小白菜豆腐汤	小白菜30克，豆腐40克
加餐	酸奶	酸奶100克
	水果	蓝莓（苹果、蜜橘、葡萄、芒果、柚子等）100克
晚餐	米饭	大米75克
	红烧鸡翅	鸡翅65克
	山药木耳	山药50克，木耳20克
	虾皮卷心菜	卷心菜100克，虾皮10克
	清蒸鲳鱼	鲳鱼50克

全天食用油：植物油20克。全天能量2200千卡。每天补充维生素D 400IU。

7 乳 母

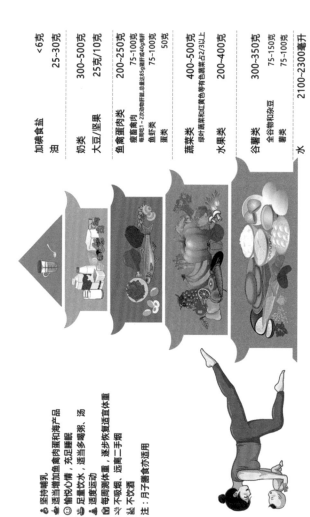

中国哺乳期妇女平衡膳食宝塔

加碘食盐	<6克
油	25~30克
奶类	300~500克
大豆/坚果	25克/10克
鱼禽蛋肉类	200~250克
瘦畜禽肉	75~100克
每周吃1~2次动物肝脏,总量达85g猪肝或40g鸡肝	
鱼虾类	75~100克
蛋类	50克
蔬菜类	400~500克
绿叶蔬菜和红黄等有色蔬菜占2/3以上	
水果类	200~400克
谷薯类	300~350克
全谷物和杂豆	75~150克
薯类	75~100克
水	2100~2300毫升

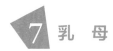

中国营养学会
中国营养学会
妇幼营养分会
MCNC-CNS
Chinese Nutrition Society

♥ 坚持辅乳
😊 适当增加鱼禽肉蛋和海产品
😊 愉悦心情,充足睡眠
🥤 足量饮水,适当多喝粥、汤
🏃 适度运动
⚖ 每周测体重,逐步恢复适宜体重
🚭 不吸烟,远离二手烟
🚫 不饮酒
注:月子膳食亦适用

乳母一日食谱见表4-7。

表4-7　乳母一日食谱

餐次	菜肴名称	原料
早餐	肉包	面粉50克，瘦肉25克，油菜30克
	红薯稀饭	大米25克，红薯25克
	拌黄瓜	黄瓜100克
	煮鸡蛋	中等大小鸡蛋1个
加餐	酸奶	酸奶200克
	水果	蓝莓（苹果、蜜橘、葡萄、芒果、柚子等）150克
午餐	米饭	大米100克，枸杞20粒
	油菜猪肝汤	油菜100克，猪肝20克
	丝瓜炒牛肉	丝瓜100克，牛肉50克
加餐	奶酪	奶酪20克
	水果	橘子（猕猴桃、香蕉、葡萄、芒果、柚子等）150克
晚餐	玉米面馒头	面粉50克，玉米粉30克
	蒸土豆或山药	土豆或山药50克
	青菜炒千张	小白菜250克，千张50克
	香菇炖鸡汤	鸡肉75克，干香菇15克
加餐	牛奶麦片粥	牛奶250克，燕麦片10克

全天食用油：植物油20克。全天能量2300千卡。每天补充维生素D 400IU。

致　谢

健康中国，营养先行。

《餐桌上的免疫加油站》一书缘起2020年年初人们宅家战疫的那段日子，坚守在医疗卫生防疫一线的"吕家桃李香香"们总结的工作经验和集体智慧。

衷心感谢成都雨瑞蓝果果农业科技有限公司的支持。成都雨瑞蓝果果农业科技有限公司是一家从事蓝莓种产销的现代化农业企业，主要从事蓝莓新品种培植及深加工。目前已注册"新雨瑞""怡颗美""龙溪莓""霍眼镜蓝莓"等蓝莓鲜果商标，并将蓝莓与复合益生菌采用国家专利技术多元仿生发酵，开发怡口美牌系列蓝莓健康产品。衷心感谢格尔木云朵枸杞科技有限责任公司的支持。格尔木云朵枸杞科技有限责任公司致力于青藏高原药食两用浆果资源的开发与利用，研发生产云朵牌、纳姆果园牌枸杞系列特色营养健康食品。同时也感谢江苏雷奥生物科技有限公司、吉林省金康安医药有限责任公司等单位的鼎力支持，《餐桌上的免疫加油站》才如约与读者见面。

餐桌上的加油站，吃出最优免疫力！愿人间无恙，天下皆安！

谨以此书致即将到来的从教第20个年头。

吕晓华

于2021年盛夏